瑜伽文库
YOGA LIBRARY

正行·实践

调息法70种

PRANAYAMA70

王志成◉编著

U0390318

四川人民出版社

图书在版编目（CIP）数据

调息法70种 / 王志成编著. —— 成都：四川人民出版社，2022.6（2024.8重印）
（瑜伽文库 / 王志成主编）
ISBN 978-7-220-12507-2

Ⅰ.①调… Ⅱ.①王… Ⅲ.①瑜伽—基本知识 Ⅳ.①R793.51

中国版本图书馆CIP数据核字（2022）第070971号

TIAOXIFA 70 ZHONG

调息法70种

王志成　编著

出 版 人	黄立新
责任编辑	蒋科兰　孙　茜
封面设计	李其飞
版式设计	戴雨虹
责任印制	周　奇
绘　　画	乌小鱼
出版发行	四川人民出版社（成都三色路238号）
网　　址	http://www.scpph.com
E-mail	scrmcbs@sina.com
新浪微博	@四川人民出版社
微信公众号	四川人民出版社
发行部业务电话	（028）86361653　86361656
防盗版举报电话	（028）86361653
照　　排	四川胜翔数码印务设计有限公司
印　　刷	成都蜀通印务有限责任公司
成品尺寸	146mm×208mm
印　　张	9.75
字　　数	180千
版　　次	2022年6月第1版
印　　次	2024年8月第3次印刷
书　　号	ISBN 978-7-220-12507-2
定　　价	68.00元

"瑜伽文库"总序

古人云：观乎天文，以察时变；观乎人文，以化成天下。人之为人，其要旨皆在契入此间天人之化机，助成参赞化育之奇功。在恒道中悟变道，在变道中参常则，"人"与"天"相资为用，相机而行。时时损益且鼎革之。此存"文化"演变之大义。

中华文明源远流长，含摄深广，在悠悠之历史长河，不断摄入其他文明的诸多资源，并将其融会贯通，从而返本开新、发闳扬光，所有异质元素，俱成为中华文明不可分割的组成部分。古有印度佛教文明的传入，并实现了中国化，成为华夏文明整体的一个有机部分。近代以降，西学东渐，一俟传入，也同样融筑为我们文明的固有部分，唯其过程尚在持续之中。尤其是20世纪初，马克思主义传入中国，并迅速实现中国化，推进了中国社会的巨大变革……

任何一种文化的传入，最基础的工作就是该文化的经典文本之传入。因为不同文化往往是基于不同的语言，故文本传入就意味着文本的翻译。没有文本之翻译，文化的传入就难以为继，无法真正兑现为精神之力。佛教在中国的扎根，需要很多因缘，而前后持续近千年的佛经翻译具有特别重要的意义。没有佛经的翻译，佛教在中国的传播就几乎不可想象。

随着中国经济、文化之发展，随着中国全面参与到人类共同体之中，中国越来越需要了解更多的其他文化，需要一种与时俱进的文化心量与文化态度，这种态度必含有一种开放的历史态度、现实态度和面向未来的态度。

人们曾注意到，在公元前8世纪至公元前2世纪，在地球不同区域都出现过人类智慧大爆发，这一时期通常被称为"轴心时代"（Axial Age）。这一时期所形成的文明影响了之后人类社会2000余年，并继续影响着我们生活的方方面面。随着人文主义、新技术的发展，随着全球化的推进，人们开始意识到我们正进入"第二轴心时代"。但对于我们是否已经完全进入一个新的时代，学者们持有不同的意见。英国著名思想家凯伦·阿姆斯特朗（Karen Armstrong）认为，我们正进入第二轴心时代，但我们还没有形成第二轴心时代的价值观，我们还需要依赖第一轴心时代之精神遗产。全球化给我们带来诸多便利，但也带来很多矛盾和张力，甚至冲突。这些冲突一时难以化解，故此，我们还需要继续消化轴心时代的精神财富。在这一意义上，我们需要在新的处境下重新审视轴心文明丰富的精神遗产。此一行动，必是富有意义的，也是刻不容缓的。

在这一崭新的背景之下，我们从一个中国人的角度理解到：第一，中国古典时期的轴心文明，是地球上曾经出现的全球范围的轴心文明的一个有机组成部分；第二，历史上的轴心文明相对独立，缺乏彼此的互动与交融；第三，在全球化视域下不同文明之间的彼此互动与融合必会加强和加深；第四，第二轴心时代文明不可能凭空出现，而必具备历史之继承和发展性，并在诸文明的互动和交融中发生质的突破和提升。这种提升之结果，很可能就构成了第二轴心时代文明之重要资源与有机组成部分。

简言之，由于我们尚处在第二轴心文明的萌发期和创造期，一切都还显得幽暗和不确定。从中国人的角度看，我们可以来一次更大的觉醒，主动地为新文明的发展提供自己的劳作，贡献自己的理解。考虑到我们自身的特点，我们认为，极有必要继续引进和吸收印度正统的瑜伽文化和吠檀多典籍，并努力在引进的基础上，与中国固有的传统文化，甚至与尚在涌动之中的当下文化彼此互勘、参照和接轨，努力让印度的古老文化可以服务于中国当代的新文化建设，并最终可以服务于人类第二轴心时代文明之发展，此所谓"同归而殊途，一致而百虑"。基于这样朴素的认识，我们希望在这些方面做一些翻译、注释和研究工作，出版瑜伽文化和吠檀多典籍就是其中的一部分。这就是我们组织出版这套"瑜伽文库"的初衷。

由于我们经验不足，只能在实践中不断累积行动智慧，以慢慢推进这项工作。所以，我们希望得到社会各界和各方朋友的支持，并期待与各界朋友有不同形式的合作与互动。

"瑜伽文库"编委会

2013年5月

"瑜伽文库"再序

经过多年努力，"瑜伽文库"已粗具体系化规模，涵盖了瑜伽文化、瑜伽哲学、瑜伽心理、瑜伽冥想、体位和呼吸、瑜伽疗愈、阿育吠陀瑜伽乃至瑜伽故事等，既包含着古老的原初瑜伽经典，又包括了现代的瑜伽实践文化。瑜伽，这一生命管理术，正在滋养着现代的瑜伽人。

时间如梭，一切仿佛昨日，然一切又永远不同。自"瑜伽文库"设立起，十余年来，世界巨变如沧海桑田，无论是个人，还是环境、社会，抑或世界，正经历着种种影响难以估量的重大全球性事件。尤其庚子肇起，世界疫情严重，全球化进程突变，经济危机一触即发。在这个进程中，有压力是人们普遍的感受。这个压力来自个人的工作，来自家庭的关系，来自社会的变故，来自身体的透支，来自自我的反省，来自世界的不确定性。伴随着压力的是不知所措，更严重的则是无力或无奈，是生命在追求确定性过程中的某种虚幻和漂浮。

不确定性，是我们的世界普遍的特征。我们总是渴望确定。但在这尘世间，种种能量所建构起来的一切，都是变动不居的。我们人所赋予的一切的名相都是暂时的、有限的。我们需要适应这不确定性。与不确定性为友，是我们唯一的处世之道。

期盼，是我们每个人的自然心理。我们期盼世界和平，期盼身体康健、工作稳定，期盼家庭和睦、关系美好，期盼良善的安身立命。

责任，是我们每个人都需要面对、需要承担的。责任就是我们的存在感，责任越大，存在感越强。逃避责任或害怕责任，则让我们的存在萎缩。我们需要直面自身在世上的存在，勇敢地承担我们的责任。

自由，是我们每个人真正的渴望。我们追求自由，即是追求无限、追求永恒。从最简单的身体自由，到我们在日常生活中种种功能性自由，到终极存在中内心获得安住的自由，自由即是无限。

身份，是我们每个人都期望确定的。我们的心在哪里，我们的身份就在哪里。心在流动，身份也不断在转变。但我们渴望恒久的身份，为的是在尘世中的安宁。

人是生成的。每一个个人做好，社会就会做好，世界就会做好。而个人自己做好，最重要的就是身心安宁。身心安宁，首先就需要一个健康的身体。身体是我们在这世上存在的唯一载体，唯有它让我们种种生活的可能性得以实现。

其次，身心安宁，意味着我们有着抗压的心理能量，有着和压力共处的能力，有着面对不确定的勇气和胆识，有着对自身、对未来、对世界的期盼，意味着对生活的真正信心，对宇宙的真正信心，对我们人的真正信心。有了安宁的身心，我们才能履行我们的责任，不仅是个体的责任，也是家庭的责任、社会的责任、自然和世界的责任，拥有一种宇宙性的信心来承担我们的责任。在一切的流动、流变中，"瑜伽文库"带来的信息，可以为这种种的责任提供深度的根基和勇气，以及人的实践之尊严。

"瑜伽文库"有其自身的愿景，即希望为中国文化做出时代性的持续贡献。"瑜伽文库"探索生命的意义，提供生命实践的道路，奠定生命自由的基石，许诺生命圆满的可能。她敬畏文本，敬畏语言，敬畏思想，敬畏精神。在人类从后轴心时代转向新轴心时代的伟大进程中，为人的身心安宁和精神成长提供她应有的帮助。

人是永恒的主题。"瑜伽文库"并不脱离或者试图摆脱人的身份。人是什么？在宏阔的大地上，在无限的宇宙中，人的处境是什么？"瑜伽文库"又不仅仅是身份的信息。相反，透过她的智慧原音，我们坦然接受我们人的身份，但又自豪并勇敢地超越人的身份，我们立足大地，但我们又不只是属于大地的；我们是宇宙的，我们又是超越宇宙的。

时代在变迁，生命在成长。人的当下的困境，不在于选择什么，而在于参与、在于主动的担当。在这个特别的时代，我们见证一切的发生，参与世界的永恒游戏。

人的经验是生动活泼的。存在浮现，进入生命，开创奋斗，达成丰富，获得成熟，登上顶峰，承受时间，生命重生，领略存在的不可思议和无限的可能。

　　"瑜伽文库"书写的是活生生的人。愿你打开窗！愿你见证！愿你奉献热情！愿你喜乐！愿你丰富而真诚的经验成就你！

"瑜伽文库"编委会

2020年7月

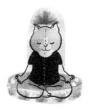

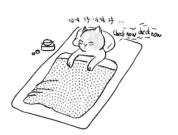

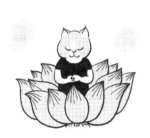

序　言

　　调息是古典八支瑜伽中的第四支。调息这一支，在人的身心安定、身心健康等方面具有特别重要的地位和实践意义。我们活着，体表上来看，首先就基于"气"，也就是呼吸。而按照胜王瑜伽的看法，我们呼吸的"气"和生命的普拉那（prana）能量关系密切。本质上，调息就是人类对自身生命能量自主、自觉的管理和调控。

　　伟大的瑜伽派哲学家帕坦伽利（Patanjali）在他的《瑜伽经》中为我们提供了一套完整的瑜伽习练模式，即八支模式。八支包括：禁制、劝制、坐法（体位）、调息、制感、专注、冥想、三摩地。禁制、劝制、坐法（体位）涉及我们的粗身鞘，调息涉及的是我们的能量鞘，制感则涉及心意鞘，专注和冥想则涉及智性鞘，而终极的三摩地涉及的则是喜乐鞘。在这八支中，调息涉及的能量鞘，具有"承上启下"的重要功能。

　　能量鞘和粗身鞘关系密切，也就是和坐法（体位）的练习关系密切，因为体位稳固了，能量鞘就会顺畅。能量鞘也和心意鞘关系密切，大体上我们可以说，呼吸稳固，心意就稳固；呼吸紊乱，心意则不会安稳。当然，能量鞘也和智性鞘、喜乐鞘相关联。因为能量鞘稳固、丰盛，则智性鞘必然深厚、高远，跟随而来的必然是喜乐鞘的打开和圆满。本书专门探讨涉及能量鞘的调息法。

在这本《调息法70种》中，我们提供了70种调息法。可以肯定的是，没有人会实践全部的调息法。当然，我们也没有必要实践全部的调息法。正如我们在本书中一直强调的，不同人应有不同的调息法选择，要根据自身的体质特征选择适合的调息法。

全书分上下两篇。

上篇是调息法涉及的理论基础。主要涉及呼吸生理学，调息的本质和条件，普拉那能量的真相，调息和体质、运动以及五鞘、脉轮等之间的基础关系，以及调息与生命自由这一目标的关联。

下篇是调息法的具体方法。本书对杂多的各类调息法进行了归类，涉及身体调息法、五气调息法，以及按照体质和脉轮来进行分类的风体质调息法、火体质调息法、水体质调息法、脉轮调息法。对日常的养生调息，也做了介绍。最后则是重要的实修调息法。这样的区分归类并不是绝对的，只是为了读者使用方便。我们也收录了若干的身印法和收束法。读者可以注意到，尽管少数调息法名称不同，但实践起来比较接近，可以按需选择。另外，在诸多调息法中，我们也选择了若干道家传统中重要的调息法。之所以如此，是因为我们认为调息法不是限于传统古典意义上的瑜伽系统，而是一个开放的系统。当然，对于这些调息法，无论是古典瑜伽系统中的，还是道家传统中的，我们并不拘泥于固有的实践方式。对于有些调息法，我们根据实践的方便，做了改进或简化。本书名称《调息法70种》，也只是一个方便的说法，实际的修习方法远不止这70种。希望读者在调息中得自在，在调息中掌控生命的奥秘，在调息中体会宇宙的节律。

对于广大的普通瑜伽爱好者，选择某种调息法首要关心的是自身的身心健康。可根据自己的爱好，选择其中的若干种或者一种调息法来实践，如果感觉本书中介绍的某一种或某几种调息法特别有缘、特别适合自己，就可作为自己最重要的调息法来实践。一旦选定了某一种调息法，我们建议，就要坚持实践，不要轻易放弃或者频繁更换，不要因为想要了解更多的调息法就像猴子搬玉米一样，既要这根玉米，又要那根玉米。要在练习过程中，不断深入理解调息法中蕴含的道理，不断体悟调息过程中能量的流转带来的身心健康和安宁。

对于广大的瑜伽教练，为了教学就需要学会多种调息法，因为瑜伽教练需要根据学员身心素质的实际情况，为他们提供合适的调息法。每个学员体质不同、习性不同、处境不同，对于不同的调息法的感受和接受度也不同。但是，瑜伽教练本人并不需要习练那么多调息法，只需理解调息法的实质和道理，学会如何处理学员调息过程中可能存在的或者已经发生的问题。而教练本人的调息实践，则还是需要根据自身体质来进行。当然，教练本身必须实践某一种调息法，自身并不习练调息法却进行调息法的教学，是不合适也是不应该的。合格的瑜伽教练，不仅自身必须专注于某一种或几种调息法实践，而且要取得深刻而良好的调息经验，从调息中获得充足的普拉那能量，如此才能进行调息法的教学。

对于瑜伽行者，需要选定某种或几种调息法努力精进。为了实现瑜伽目标，瑜伽行者需要比普通大众付出更多的时间来实践，因为瑜伽行者不仅需要关心自身的身心健康，还需要增长瑜伽的见地，扩展生命的视野和格局。对于瑜伽行者，我们建议更多地根据自身体质选择那些与宇宙普拉纳能量联结、相融、共融的调息法。

最后需要提醒读者的是，调息法涉及宝贵的生命及生命的安全。调息法的实践，需要在有资格的导师指导下循序渐进。如果读者自学，则我们提醒您，在调息中，要时刻关注自身的呼吸是否顺畅，如果不顺，请即刻停止。

愿这本小书可以给大家带来身体的健康、头脑的清晰、心灵的平静和喜乐。

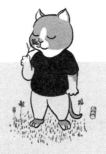

第一章

呼吸生理学

呼吸系统是人体最为重要的系统之一。系统中各个器官的组织结构及其功能关系密切。呼吸系统的主要功能是气体交换，即：吸气——吸进空气中的氧气，呼气——将细胞代谢过程中产生的二氧化碳排出体外，从而维持人体最基本的生命活动。

第一节　呼吸器官

呼吸系统包括上呼吸道和下呼吸道。

上呼吸道包含鼻和喉。

鼻在呼吸道的最外部。同时，鼻也是嗅觉器官。它由骨和软骨构成支架，外表覆盖皮肤。鼻腔内表覆盖着一层黏膜。鼻腔前部为前庭，后部为固有鼻腔。鼻前庭前部有绒毛，后部则无。鼻腔内黏膜和绒毛可以在吸气过程中过滤空气中的尘粒，是一道重要的人体保护屏障。因此，正常情况下，鼻呼吸比口呼气要更安全、更健康。在多数情况下，人体都是鼻呼吸。但在鼻子呼吸困难或者其他一些特殊情况下，瑜伽中某些特定的调息法会采用口吸气或口呼气。

鼻腔后部的固有鼻腔，根据其黏膜的结构和功能，又分为呼吸部和嗅部。呼吸部为上鼻甲以下部分，表面呈粉红色。黏膜主要衬以柱状细胞、杯状细胞和基细胞组成的假复层纤毛柱状上皮。呼吸部的固有层为疏松的结缔组织，含有血管丛、神经和腺体。黏膜有丰富的血供和腺体分泌，温暖并湿润吸入的空气。腺体分泌物参与黏膜表面黏液毯的形成，黏液毯则会吸附吸入气体中的颗粒物。随着纤毛摆动和口腔中的吞咽运动，颗粒物向鼻咽部移动，最后被吞咽或通过咳嗽排出。

嗅部的黏膜处于鼻腔顶部，呈棕黄色，由嗅上皮和固有层组成。嗅上皮为假复层柱状上皮，由嗅细胞、支持细胞和基细胞组成，基膜相对较薄。固有层也比较薄，含嗅腺，其分泌物可以溶解气体中的化学物质，清洗黏膜表层，维持嗅细胞的敏锐性。

上呼吸道的第二部分是喉。喉是气体的通道，也是发声的器官。喉依靠软骨支架，在软骨之间通过韧带、肌肉或关节联结在一起。喉腔黏膜、咽以及气管的黏膜是连续的。平时咽喉是连在一起的。

上呼吸道容易出现的疾病是鼻腔炎症性疾病、鼻窦炎、阻塞性睡眠呼吸暂停综合征、鼻咽癌、喉炎，等等。

　　从广义的呼吸器官来说，口也属于上呼吸道。但在通常情况下，口并不是作为一个呼吸的器官发挥作用。但是，在若干场合、在某些特殊的调息法中，口的功能是很重要的。事实上，有的调息法是依靠口来呼吸的。

　　下呼吸道则包括气管、支气管、肺。

　　肺组织的结构为肺实质和肺间质，其表面覆盖着浆膜。肺内支气管的各级分支管道、肺泡为肺实质。各级分支管道之间的结缔组织，包括血管、淋巴管和神经，则为肺间质。根据气体交换功能，肺实质可分为肺导气部、肺呼吸部。

　　气管和支气管是气体的通道，气管和支气管管壁可以净化气体，保证气体流动的畅通。

　　气管管壁由黏膜、黏膜下层和外膜构成。黏膜下层则是疏松结缔组织，含有较多的混合性腺体，以及血管、神经、淋巴组织。外膜则由16—20个呈"C"形的透明软骨环和结缔组织构成。

　　支气管分叉形成左右主支气管，左右主支气管又分叉为肺叶支气管，肺叶支气管再分为肺段支气管。肺段支气管则继续分叉，分为更小的支气管，形成树一样的呼吸结构，最后形成细支气管。这个细支气管是肺实质组织的重要组成部分。

　　从支叶气管到细支气管统称为肺导气部，其中包含了支叶气管、小支气管、细支气管、终末细支气管以及肺小叶。支气管从肺门入肺后，形成一系列分支管道，形如一棵倒置的树，为支气管树，支气管树分支可以分为24级。从17级分支开始，管壁上出现肺泡开口，称为肺呼吸部，包括呼吸性细支气管、肺泡管、肺泡囊和肺泡。

综上，呼吸系统是生命非常复杂的重要系统，涉及多个器官。为了呼吸正常、身体健康，我们需要学会科学地呵护整个呼吸系统。对普通大众，特别需要学会呵护鼻子和咽喉。在瑜伽中，有一些调息法可以帮助我们清理和调理鼻和咽喉。而肺和生命的正常运行关系特别紧密，我们通过主动合理调息，可以扩大肺活量，增强肺功能。

第二节　呼吸运动

呼吸，是生命有机体和外界环境之间的气体交换的过程。这个交换的过程包括三部分：第一，外呼吸，也就是肺呼吸，包括肺通气和肺换气；第二，氧气在血液中的运输；第三是内呼吸，也就是组织呼吸，即组织毛细血管血液和组织细胞之间的气体交换过程。

肺通气是肺和人体外界之间进行气体交换的过程。参与肺通气的结构包括呼吸道、肺泡和胸廓。气体如何进出肺，取决于推动气体流动的动力和阻止气体流动的阻力之间的彼此作用。当动力克服阻力的时候，才能完成肺通气。

肺泡和外界环境气体之间的压力差是肺通气的核心动力。在自然呼吸的状况下，肺内压出现周期性运动，这一周期性的运动引导着呼吸肌的收缩和舒张，进而引导胸廓的运动。胸廓运动或扩张或缩小肺部。一句话，肺通气的动力就是有节奏的呼吸运动。

呼吸运动，主要包括吸气运动和呼气运动，吸气和呼气引导着呼吸肌的收缩和舒张，引发胸廓节律性地扩大和缩小。呼吸中，主要的吸气肌包括膈肌和肋间外肌，主要的呼气肌包括肋间内肌和腹肌。

呼吸是如何运作的呢？在我们心平气静时，吸气主要依靠膈肌和肋间外肌的收缩。膈肌收缩时，横膈下降，胸腔腔径上下增大；肋间外肌收缩时，肋骨和胸骨就上抬，肋骨下缘向外侧偏转，胸腔腔径前后、左右增大。胸腔腔径增大，肺容量也即增大，肺内部的压力下降，并低于大气压，这时，外界气体得以进入肺内。这就是吸气过程。而由膈肌、肋间外肌舒张和肺的回缩则形成呼气过程。需要注意的是，在这里，呼气是被动的，吸气则是主动的。

在主动吸气时，除了膈肌和肋间外肌收缩外，我们的斜角肌等辅助吸气肌也可以参与收缩，让胸廓继续扩大，这时就可以吸进更多的气体。在用力呼气时，除了吸气肌舒张外，我们的呼气肌也可以参与收缩，这时，呼气也是主动的了。

我们可以注意到，呼吸中有两种阻力：弹性阻力和非弹性阻力。弹性阻力是肺平静呼吸中的主要通气阻力。但在非平静呼吸中，还有非弹性阻力在发挥作用，这个阻力是动态的，所以也叫动态阻力，包括惯性阻力、黏滞阻力和气道阻力。惯性阻力就是气流在发动、变速、换向时因气流和组织的惯性所产生的肺通气的力。在平静呼吸时，这一阻力很小，基本上可以不用计算。黏滞阻力是呼吸时组织相对位移发生的摩擦阻力，一般也很小。气道阻力是气体流经呼吸道时气体分子之间、气体分子和气道壁之间的摩擦所产生的阻力。气道阻力是主要的阻力。

为了更好地理解参与吸气和呼气的不同肌肉，我们可以再具体地考察不同的呼吸肌。

首先是吸气肌。吸气肌是指可以通过运动促进肺容量增加的肌肉。吸气肌包括：膈肌（最主要的吸气肌）、肋间外肌、胸小肌、胸大肌、前锯肌、肋提肌、夹肌、上后锯肌、胸锁乳突肌、斜角肌。

其次是呼气肌。呼气运动首先源于肺的弹性回缩力，我们大多数的呼气运动都依赖这个力。在增补呼气量、加大呼气力度、加快呼气速度的情况下，呼气肌发挥作用。启动呼气肌，可让肺容量减少。它有可能让肋骨下降，或让肺底上抬，或者这两者都可能出现。主要的呼气肌包括：腹肌、腹横肌、腹内斜肌、腹外斜肌、腹直肌、盆底肌（肛提肌、尾骨肌、胸横肌、腰方肌、下后锯肌、斜间内肌）。

这就启迪我们：呼吸肌的启动，可以让我们明白气体是如何进入肺部、废气又是如何排出肺部的。而调息法的运用，就是可以通过主动、有意识地强化启动某些呼吸肌，来改善和调整呼吸。例如，可以通过盆底肌的锻炼，来强化腹式呼吸的能力。

第三节　呼吸运动的调节

呼吸运动依赖于呼吸肌有节律的运动，但这种节律性运动并不是自主发生的，而是受到呼吸中枢的调节和控制的。而同时，呼吸运动的深浅、呼吸的频率和生命体的体外环境也关系密切。

呼吸中枢是中枢神经系统内产生和调节呼吸运动的神经细胞群所属的区域。呼吸中枢分布在脊髓、低位脑干（延髓、脑桥）、高位脑（大脑皮层等）各个区域。人的正常呼吸节律和运动，由这些区域相互联系、相互协调和相互配合而形成。

脊髓中存在支配呼吸肌的运动神经元。延髓和脊髓，它们之间一旦横断，呼吸马上终止，可见，节律性的呼吸运动并不是由脊髓内支配呼吸肌的传出神经元自主产生的。脊髓神经元是联系高维呼吸中枢和呼吸肌的中继站，也是整合某些呼吸反射活动的初级中枢。

低位脑干就是脑桥和延髓。脑科学家发现，哺乳动物的呼吸节律产生于低位脑干。在中脑和脑桥之间如果横断脑干，动物的呼吸节律没有什么变化；但如果延髓和脊髓之间横断，如前所述，呼吸即刻终止。可见，呼吸节律源于低位脑干，高位脑间接影响节律性呼吸运动。科学家还提出了三级呼吸中枢假说，即脑桥上部有呼吸调整中枢，中下部有长吸中枢，延髓有产生呼吸节律的基本中枢。

高位脑包括大脑皮层、边缘系统、下丘脑等。呼吸运动也受到高位脑的影响。大脑皮层可以通过皮质脊髓束和皮质脑干束，控制低位脑干呼吸神经元的活动，保证其他重要的与呼吸相关的活动的完成，如：说话、唱歌、苦笑、咳嗽、吞咽、排便等。某些调息法中的自主住气或加快呼吸，就是依靠大脑皮层的控制来达成的。脑科学家明确告诉我们，低位脑干的呼吸运动调控不是随意的，是不自主的，而大脑皮层对呼吸运动的调节是随意的、自主的。非常有意思的是，这两种控制系统是独立的，是可以分离的。例如，一个人如果自主呼吸调控出现问题，甚至运行终止，这个人依然可以通过随意（自主）呼吸或人工呼吸机来维持呼吸，但如果终止人工呼吸，同时患者睡着了，呼吸运动就终止了。

这就启迪我们：我们有两种呼吸运动控制系统，其中一种是随意的、自主的，这一控制系统为瑜伽的练习，特别是瑜伽的调息练习系统的发展提供了可能和空间。随意（自主）呼吸的调节也为生命潜能的开发提供了可能和条件。

第四节　呼吸运动中的各种作用力

生命的一呼一吸之间涉及多种作用力。

肺的弹性回缩力。前面已经谈到，肺的回缩是引发呼气运动的一个原因。从力学层面来说，如同弹力线一样，肺可以拉伸和回缩。两只手沿着相反的方向用力拉一副橡胶的手套，就可以体验到来自垂直和水平两个方向上的回缩力。吸气时，需要一定的力量来拉伸肺部，而肺部会对抗这一拉伸。肺所具有的弹性回缩力对抗着这个吸气运动。这个弹性回缩力的力量有多大，则取决于吸气的多少。科学家认为，在呼气运动中，发挥作用的主要不是来自呼吸肌的力量，而是肺的弹性回缩。但这一回缩力还不足以排空肺内原有存留的气体。

另外，肺的弹性回缩力并不是固定的，而是可以改变的。处在补吸气量①状态的肺的弹性回缩力，比潮气量②状态下吸气时的弹性回缩力要大。

调息练习中，如果有意识地扩展自己的吸气，则补吸气量增加，这样可以有效地锻炼肺，扩大肺活量。

肌肉力量。通过肌肉的收缩可以产生呼吸运动。肌肉不太发达，其呼吸也不会特别有力。生命体也可以通过肌肉的收缩来维持呼吸状态。调息练习中，经常需要住气，为了达到有效的住气，就需要保持呼吸肌的收缩。而住气时间较长，则更需要较强的呼吸肌。也可以通过呼吸肌抑制呼吸运动。例如，在呼气时，可以有意识地通过胸大肌收缩来控制肺的快速回缩。当然，也可以通过呼吸肌来强化肺的回缩，例如，风箱式调息法、哈声调息法就是如此。

重力。生命本身有体重，身体体位朝向不同的方向，则对呼吸带来相应的不同的影响。重力和膈肌之间关系密切。人体的腹部就如一个水袋，站着、爬着、倒立、侧躺，都会对膈肌造成不同的影响。特别是在倒立时，人体的腹部会压迫膈肌，对呼吸的影响是十分明显的。同样，重力和胸廓的关系也非常密切，站着、仰卧、俯卧、左右侧卧，都会对呼吸产生相应的不同的影响。

骨骼力量。骨骼具有刚性或半刚性特征，可以参与呼吸运动。肋弓是半刚性的，可以服务于呼吸肌牵引中的过渡，从而引导某些运动

---

① 补吸气量，是指在平静吸气末端再尽力吸气所能吸入的气体量。
② 潮气量，是指平静呼吸时每次吸入或呼出的气体量。

向着某个方向行进。脊椎的半刚性特征则会影响躯干，特别是胸廓的运动，进而影响呼吸运动。例如，吸气时候，脊柱向后伸展，呼气时候，脊柱向前弯曲，这都可以促进良好呼吸。

这就启迪我们：不同的作用力可以改变人体的呼吸状态。科学地运用生命体自身的作用力，可以更好地达成生命体的健康呼吸。

第五节　呼吸的基本机理

从呼吸生理学的角度看，呼吸主要涉及两种基本的呼吸方式：胸式呼吸和腹式呼吸，这两种呼吸方式也存在各种变体，本书所涉及的大量的呼吸法或调息法，基本上都基于这两种呼吸方式及其变体。

胸式吸气的机制。在胸式吸气中，随着胸廓的扩大，肺部得以打开。随着左右两侧肋骨的抬升以及前胸骨的抬升，完成吸气这一动作。在胸式吸气中，有两个方向的运动，一个是侧向的运动，一个是前后方向的运动。但研究发现，胸式吸气可以有不同的变体，如可以调节两个方向上吸气运动的幅度。胸式吸气中，不同的肌肉发挥不同的作用，而这些肌肉可以独立让胸廓发生作用。因此，在胸式吸气中，我们可以让不同的肌肉发挥不同的作用。例如，斜角肌可以牵引前两根肋骨侧向移动，胸锁乳突肌可以牵引胸骨向前上方移动，胸大肌可以牵引第六至第八根肋骨向侧上方移动，前锯肌可以牵引第七至第十根肋骨向侧上方移动。也可以说，有多少种吸气肌就有多少种让胸廓运动的方式。

胸式呼气的机制。胸式呼气表现为胸廓闭合。胸廓闭合的方式主要有两种：减小肋间距、让胸廓下沉。如何减小肋间距呢？它主要是通过收缩间肌完成的。胸廓下沉是缩小胸腔直径最基本的方式，而胸廓的下沉主要依赖人体的站立、仰卧或俯卧时重力的自然作用。另外，相关肌肉牵引肋骨向骨盆方向移动，也可有效缩小胸腔直径。在胸腔两侧，有腹内斜肌和腹外斜肌；在胸腔后部，则有腰方肌、背阔肌和下后锯肌。

腹式吸气的机制。腹式吸气主要有两种机制。第一，膈肌中心可以移动，当膈肌收缩、膈肌中心向骨盆方向移动，也就是向下移动。这一移动，使得肺内产生负压，于是体外的气体被带进肺内，这样就表现为吸气。第二，膈肌收缩但膈肌中心部位不动，这就牵引肋弓向膈肌中心方向运动，即向上运动，这时，膈肌成了提升器。这种提升会导致肋间距变大。这同样表现为吸气。一般情况下，以上两种机制会混合使用，也即，腹式呼吸会同时引起腹部的轻微隆起和肋骨间距的分离。

腹式呼气的机制。腹肌收缩推动腹腔内容物向后上方移动，在脊柱的阻挡下，腹腔内容物朝上移动。具体来说，第一是通过收缩腰部来呼气。收缩的力度主要取决于腹横肌。当它收缩时，显然，腹横肌的收缩带来腹部上半部分向上移动，而腹部下半部分则朝下移动。第二是通过抬高腹部来呼气。通过下腹部前面肌肉的收缩，盆底肌处于收缩状态，上腹部的肌肉也开始收缩。上腹部肌肉收缩时，下腹部肌肉就处于维持收缩状态。

呼吸生理学是一门独立的学科，内容极其丰富。这里，我们只是结合本书的调息法做了最简单的介绍。通过这一简单的介绍，体会呼吸的机理，包括影响呼吸的肌肉和骨骼的各种运动方式，帮助我们更好地体会调息法的机理和实践经验。

第二章

调息是什么

调息是生命力的控制、扩展或延伸，涉及吸气、住气和呼气，以及吸气、住气和呼气之间的时间长度比例。

第一节　调息预备

调息，pranayama，由词根prana和ayama构成。其中，prana，意指普拉那、生命力、生命能量；ayama，意指控制、扩展、延伸。Pranayama的意思是"生命力的控制、扩展或延伸"。在古典的帕坦伽利瑜伽中，调息（pranayama）是瑜伽八支中非常重要的一支。

瑜伽八支指禁制、劝制、坐法（体位）、调息、制感、专注、冥想和三摩地。逻辑上说，遵循了禁制和劝制，适应了坐法之后，才可以练习调息。所以，一般情况下，首先需要进入瑜伽，学习坐法（体位）达到一定程度后，才可以考虑进行专门的调息练习。帕坦伽利对调息的定义是："掌握坐法后，通过呼气吸气进行停顿习练，这就是调息。"（《瑜伽经》2.49）

斯瓦米·萨特亚南达·萨拉斯瓦提（Swami Satyananda Saraswati）在《体位法　调息法　身印法　收束法》中认为，调息法的宗旨，就是通过运用呼吸，来影响生命的能量在生命能量层的气脉当中的流动。他认为，调息法的核心是住气。

艾扬格在《调息之光》中认为，调息法就是有意识地延长吸气、住气和呼气。吸气时，以呼吸的方式接受（宇宙）原初能量；住气时，品尝这一能量；呼气时，所有的思想和情绪随着呼气而被清空。当肺空了的时候（相对的空），个体的能量（即小我）将归顺于原初能量。

著名的《哈达瑜伽之光》似乎没有明确定义何为调息法，但它提供了调息的各种条件和各种具体的调息方法。它说："体位法稳固之后，瑜伽练习者已经控制了感官，饮食均衡有益，这时，就应该按照古鲁指导的方法正确地练习调息法。"第二章第1节经文告诉我们，传统的哈达瑜伽习练调息需要有如下几个方面的预备：

第一，体位的练习。《瑜伽经》的体位法练习，本质上是坐法的练习，就是打坐的练习。如果无法安静下来，那么调息也是很难的。《哈达瑜伽之光》的体位法则没有局限于帕坦伽利所说的坐法，除了坐法，它包括了其他众多的体位法。它的作者斯瓦特玛拉摩主张，最重要的四种体位法都是坐法，即至善坐、莲花坐、狮子坐、蝴蝶坐，并且，这四种体位法中最好的是至善坐。

第二，控制感官。瑜伽就是要控制心意。但要控制心意，就要管控好感官。感官不受控制，就会扰乱瑜伽的调息，瑜伽实践就难以为继。要成功地调息，就要成功地控制感官。但另一方面，感官始终是活跃的，我们并不能排斥和否定感官。所谓控制感官，就是对我们的感官进行管控。有时，我们需要让感官得到充分的活跃，有时则需要限制感官的活动。通过管控，让感官成为乖顺的对象，而不能让感官成为我们的主人。

第三，饮食有度。饮食和健康关系密切，饮食和修行关系密切。当我们懂得科学饮食、合理饮食，我们才能更好地习练瑜伽。吃得太饱，或者太饿，都不适合习练瑜伽。食材和个人的体质不匹配，对瑜伽习练也不利。饮食方式需要科学，卫生条件需要有保证。

第四，导师（古鲁）指导的重要性。调息法涉及生命的精微能量，需要对人体和人体的呼吸科学有较为深入的理解和认识，这就需要在合格的导师指导下科学地习练调息法。

调息，中文的字面意思是调和、调整、调理和调控人体生命的气息，也就是我们的呼吸。调息主要涉及"调呼吸""调呼吸之间的停顿"。调息主要涉及呼气、吸气和住气。既然是"调"，那就说明这是一种有意识的行为、自主的行为，不是无意识的运动。我们已经知道，呼吸既有随的，又有非随的。调息显然是一种随意的行为。

这种随意的行为，对生命的身心健康带来极大的影响。

帕坦伽利对调息的理解抓住了调息的核心，但还不够系统和完整。要真正深入了解调息、实践调息，需要更具体的指导和更具体的方法。斯瓦米·萨特亚南达·萨拉斯瓦提的理解非常有见地，调息确实是通过呼吸来影响生命能量的流动，并在很大程度上依赖住气。然而，基于当代呼吸生理学，吸气和呼气同样重要，并且，调息和一般的呼吸运动，这两者之差异就在于是否有"意识带入"、是否是一种"觉知性行为"。艾扬格的理解值得重视，他意识到"有意识地"，也就是说，呼吸需要"有意识地"进行。但他认为调息在于"延长吸气、住气和呼气"，这一理解可能和我们所理解的调息法有不小的差异。事实上，调息并不都是为了延长吸气、住气和呼气，而是根据实际需要，有意识地延长吸气、住气或呼气。特别是，阿育吠陀瑜伽调息更突出了这种"有意识的参与"，而这种参与并不全为了"延长吸气、住气和呼气"。

哈达瑜伽经典的《格兰达本集》提出，在调息前需要做好四种预备：第一，选择合适的地点；第二，在恰当的时间习练；第三，节制饮食，有的食物可以吃，有的食物不可以吃，饮食的量也有规定：纯净、甘甜和性凉的食物，占一半的胃，四分之一为汤水，胃的余下的空间则方便习练调息；第四，经脉的净化。

关于经脉净化，《哈达瑜伽之光》和《格兰达本集》一致认为，首先需要净化经脉，然后才开始正式地调息。《哈达瑜伽之光》提出了六种净化法，包括上腹腔洁净法（这一方法可以有两种方式，即布带净胃法和清胃法）、鼻腔洁净法、大肠洁净法、凝视法、腹腔旋转法和头颅清明法。《格兰达本集》提出两类经脉净化的思想，即心脉净化和身脉净化。对身脉的净化，《格兰达本集》和《哈达瑜伽之光》描述相似，有的则更加具体、更加丰富。而对心脉净化，《格兰达本集》提出了三种方法。《哈达瑜伽之光》对此没有专门讨论。

"那些身体肥胖、体质多黏液的人，在练习经脉净化调息法之前，应该首先练习六种净化法。其他人则不要求做此类练习，因为他们的三种体液处于平衡状态。"（《哈达瑜伽之光》2.21）

第二节　心脉净化

六种净化法属于身脉净化，普通人未必需要习练。若要净化身脉，可习练左右脉经络净化调息法。在阿育吠陀瑜伽的经脉净化中，对于身脉的净化，也倡导左右脉经络净化调息法。关于左右脉经络净化调息法，可以参考第十章。这里，我们根据《格兰达本集》，介绍三种心脉净化法。

方法一：风元素心脉净化法。

具体次第如下：

礼敬导师；

稳坐，可莲花坐或自由坐，也可以端坐在椅子上；

观想风元素的种子音yam曼陀罗，其色如烟；

左鼻腔吸气，默念yam曼陀罗16次；

住气，默念yam曼陀罗64次；

右鼻腔慢慢呼气，默念yam曼陀罗32次。

心轮的元素为风，yam为风元素的种子音，yam是心轮的种子音。

在练习的开始阶段，默念yam曼陀罗的次数如果达不到16次、64次、32次，则可以减少次数，根据自己身体的实际情况来调节。比例也可以从1:1:1开始。

方法二：火元素心脉净化法。

具体次第如下：

礼敬导师；

稳坐，可莲花坐或自由坐，也可以端坐在椅子上；

火元素位于脐轮，此处升起能量之火；

与地元素结合，观想结合后的光；

默念ram曼陀罗16次，右鼻腔吸气；

住气，默念ram曼陀罗64次；

左鼻腔慢慢呼气，默念ram曼陀罗32次。

脐轮的元素为火，ram为火元素的种子音，ram曼陀罗是脐轮的种子音。

在练习的开始阶段，默念ram曼陀罗的次数如果达不到16次、64次、32次，则可以减少次数，根据自己身体的实际情况来调节。比例也可以从1:1:1开始。

方法三：明月心脉净化法。

具体次第如下：

礼敬导师；

稳坐，可莲花坐或自由坐，也可以端坐在椅子上；

凝视鼻尖，观想鼻尖至上方有明月高照；

左鼻腔吸气，默念tham曼陀罗16次。

住气，默念vam曼陀罗64次，同时观想鼻端有月露流经全身经脉，净化诸经脉；

右鼻腔慢慢呼气，心中念诵lam曼陀罗32次。

在练习的开始阶段，默念曼陀罗的次数如果达不到16次、64次、32次，则可以减少次数，根据自己身体的实际情况来调节。比例也可以从1∶1∶1开始。

关于心脉净化，在瑜伽界还没有受到足够关注。对于普通大众，我们并不倡导擅自实践心脉净化。

特别要提醒的是：如果练习心脉净化，则吸气、住气和呼气的时间不要强求一定达成多少秒，一切以个体身体的实际为依据。曼陀罗的默念次数也无须强求。总之，一定要以自己习练的舒适、顺畅、安全为前提。

第三节　吸气和呼气

需要注意的是，调息和单纯的呼吸运动并不是同一个意思。但通常人们总是把调息和呼吸视为是同样的运动，他们说，调息法就是呼吸法。但是，我们要明白，调息是调息，呼吸是呼吸。

一般情况下，呼吸就是低位脑干的呼吸运动，这个呼吸运动并不是随意的，也就是并非自主的，是生物的本能行为。但调息中大脑皮层对呼吸运动的调节则是随意的，也就是自主的，属于高级呼吸运动。

低位脑干的呼吸运动，无须生命体主动去控制。如果非自主的呼吸出现了问题，则可以通过自主呼吸来维持生命，常见的是通过人工呼吸手段（如呼吸机）来维持生命。

但是，随意的、自主的呼吸可以和自主性的调息法结合起来。调息法是大脑皮层随意、自主的活动。如果有意识地调控呼吸，这也就是有意识地"呼吸控制"，这就是一种调息行为。

自然状态下的吸呼和自主调息状态下的吸呼是有差别的。在自然状态下，呼吸是一种自发的行为，是一种自然的生命的节律，是一种无意识的功能性状态。而在自主的调息中，呼吸处于自主觉知的状态。在佛陀传授的正念呼吸中，我们正念地吸气、正念地呼气，我们始终觉知着自己的吸气、觉知着自己的呼气，就是一种特别好的调息法。

在不少情况下，人们误认为调息的重点是"住气"，离开住气，他们认为那就很难被视为是调息了。在某种程度上，这似乎有点道理，因为"住气"这一环节会让我们变得"有意识""有觉知"。但这种看法是不正确的！事实上，不少调息法并不需要住气这个环节。例如，非常著名的嗖翰（Soham）调息法就不需要住气。

现在，我们可以更加深入地来理解呼吸。吸气，可被理解为是有限的个体自我和无限的大我的联结，吸气意味着吸收生命能量

（prana），让这无限的宇宙能量遍布个体自我的生命；呼气，可被理解为个体自我能量的走出，和普遍的宇宙能量相结合，这样一个过程是个体自我融入普遍的宇宙能量中的一个过程。

呼吸和心意关系密切。《哈达瑜伽之光》中说："呼吸不稳，则心意不稳；呼吸稳定，则心意稳定。"在众多的研究中，我们可以看到，作为生理运动和功能的呼吸可以对更加精微层面的心意产生巨大影响。观察人的心意是否稳定，可以观察他的呼吸状态。在大多数情况下，我们看一个人有没有稳定的心意，有没有一个好的身体，可以观察他在睡眠时候的呼吸状态，如果呼吸稳定且深长，他的身体就会健康。

第四节　住气

通常，人们认为，呼吸就是呼气和吸气这两个运动。人们并不关心所谓的住气，也就是通常所说的屏息，或者闭气。但事实上，科学研究发现，在吸气和呼气之间存在着一个转化，这个转化中存在一个短暂的住气。

帕坦伽利在《瑜伽经》中也重视呼吸之间的停顿，他认为通过呼气吸气进行停顿习练就叫调息。《格兰达本集》也认为住气和调息是一个意思。《哈达瑜伽之光》中的调息法显然突出了住气这部分内容。在介绍了经络净化法之后，斯瓦特玛拉摩介绍了八种住气法。我们肯定调息中住气的重要性，但我们强调：并不是所有的调息法都强调"住气"。调息法强调"调",也就是对吸气和呼气过程的调理、调节、调和。

当然,在调息中,毫无疑问住气是非常重要的。通过住气,可以带来身心的重大变化。因为通过住气这一过程,身体可得到更全面的氧气供给而活化细胞。

从瑜伽层面上来理解,住气可被理解为个体生命的能量和宇宙生命的能量在个体中的融合,是这两种能量的内在融合。吸气可被理解为接纳宇宙能量,住气可被理解为维系个体能量和宇宙能量,呼气可被理解为个体能量融入宇宙能量。吸气是为了获得能量、维持生命,呼气是融入宇宙能量、消融于宇宙能量。吸气可被视为创造,呼气可被视为消融,住气则可被视为维系。从这个角度来看,呼气、吸气和住气都很重要,并且住气有着特定的意义。

住气主要有三种形式:(1)吸气之后住气;(2)呼气之后住气;(3)吸气和呼气之后分别住气。

个人可以根据也一定要根据自己身体的实际呼吸功能状况,循序渐进地实践不同形式的住气。一般情况下,对于大部分人来说,吸气后或呼气后住气就可以了。例如,彭祖闭气调息法,就是呼气后住气,而漂浮调息法则是在吸气之后住气。

另外,在一呼一吸之间的住气也可不是只住气一次,而是有不同的变化,这些变化的方式需要在合格的导师指导下练习。如下面的几种变化:

第一,吸气—住气—呼气;

第二，吸气（50%~60%）—住气—再吸气（差不多吸满）—再住气—呼气；

第三，吸气（50%~60%）—住气—再吸气（吸气到70%）—再住气—再吸气（吸气到80%）—再住气—再吸气（差不多吸满）—呼气。

住气之后，也可以有不同的状态：

第一，不干预，吸进的气体自动地在身体内扩展。这样比较安全、自然。气的扩展可以自动调理我们的身体。

第二，有意识地导引气流的走向。如，通过意念导引气流朝向身体周边扩展，特别是朝向四肢扩展，让气流抵达身体的最边缘。

第三，有意识地导引下行气朝向身体的某个路径行进。如，通过意念导引气流从会阴朝向尾闾、夹脊、玉枕、百会、眉心行进，也就是，沿着督脉行进。而呼气时，则沿着任脉行进，直达会阴。

第四，也可有意识地通过意念导引气流行至身体不适处，给予能量的补给和调理。

第五，还可有意识地将气流导向更高的维度，如道家的"练气化神"。

懂得科学地住气，可以美容、延寿、疗愈诸多身心疾病，这是人体科学的奇妙之处。

第五节　吸气、住气和呼气之间的比率

在调息中，呼气、吸气、住气的时间长短可有不同的比率。根据比率是否均衡，一般可分为两类情况：（1）均衡调息法；（2）非均衡调息法。

在均衡调息法中，先实践吸气和呼气的均衡习练。之后，实践吸气—住气—呼气的均衡习练。时间比率可以是1：1：1。但刚开始有人可能还是很难做到这个比率，可以实践1：¼：1，然后再提升实践1：½：1，最后再达到1：1：1。但是，我们提醒：无论什么情况，呼吸和住气都不能勉强自己，不能强迫自己达到某个比率。

达到吸气—住气—呼气的比率1：1：1之后，可以继续实践吸气—住气—呼气—住气，比率1：1：1：1。同样，对难以达到这个比率的练习者，可以先实践1：1：1：¼，然后实践1：1：1：½，然后实践1：1：1：¾，最后实践1：1：1：1。但是，我们提醒：无论什么情况，呼吸和住气都不能勉强自己，不能强迫自己达到某个比率。

相对于均衡调息法，非均衡调息法难度要大一些。可以先按照1：2：1来实践吸气—住气—呼气。然后，发展到1：3：1，再发展到1：4：1。这一实践稳定后，可以先实践1：4：1¼，然后实践1：4：1½，再实践1：4：2。这一实践适应后，可以实践1：4：2：¼，然后实践1：4：2：½，然后实践1：4：2：1。但是，我们提醒：无论什么情况，呼吸和住气都不能勉强自己，不能强迫自己达到某个比率。

非均衡调息法需在合格的导师指导下谨慎实践。对于普通瑜伽爱

好者，我们不推荐此法。传统的瑜伽调息法会重视这些调息比率。但本书提供的不少调息法并不一定基于上述调息比率。

本质上，我们认为，调息是基于自我觉知、自我意识、自主管理的主动式的呼吸运动。调息法在调息中有很多的差异：

第一，强调吸气，而不强调呼气；

第二，强调呼气，而不强调吸气；

第三，强调吸气，同时强调呼气；

第四，强调吸气、住气和呼气；

第五，强调吸气、住气和呼气的导引；

第六，强调呼气发音；

第七，强调鼻吸鼻呼；

第八，强调鼻吸口呼；

第九，强调口吸鼻呼；

第十，强调吸气用力；

第十一，强调呼气用力。

调息中，无论强调哪一个环节，调息的全过程、全部环节都包含着觉知和有自主意识的吸气、呼气、住气，都是让普拉那能量在身体中以某种方式流动、运行。而这种能量的流动、运行可用于身体运转的调理。

第六节　特别注意事项

调息是直接和普拉那能量打交道的过程，涉及的是对我们生命能量的精微管理。我们一定要谨慎对待呼气、对待生命能量。生命能否持续、能否运转良好、能否健康维系，和这个生命能量直接相关。在宇宙精微意义上说，能量就是生命，没有能量就没有生命。我们个体的生命能量需要不断获得外在宇宙能量的支持。调息就是和宇宙普拉那能量交往的直接方式。对待调息要有如下一些基本认知：

第一，调息法是八支瑜伽中的第四支。但广义的调息法，可以不作为八支瑜伽的第四支来理解。可把调息法作为一种独立的身心调理方式来对待，而无须融入八支瑜伽中。

第二，调息法是对气也就是对生命能量、对普拉那能量的自主管理（详见本书第三章）。人体本身会自动管理这一能量，但调息是一种随意、自主的管理，也就是说，是一种有意识、有觉知介入的自主能量管理。

第三，不同体质的人可以选择不同的调息法（详见本书第四章）。这特别体现在阿育吠陀瑜伽的调息艺术中。但同时，我们要肯定的是，不少调息法适用于各类体质，并不都是需要基于某种体质。个性和共性要统一。

第四，学习调息法，要有合适的导师指导，在导师指导下谨慎练习。千万不可随便照着书本练习。

第五，在调息中，要时刻注意自身的身体反应，不管是吸气、呼气还是住气，都不要"过头"。吸气、呼气还是住气的时长都要有符合你自身身体功能实际的限度，千万不可盲目追求某一个"比率"。

第六，为了身体健康，为了修持有效，我们不提倡学习太多的调息法。也就是说，我们不需要每天习练很多种调息法。一般来说，找到一个适合自身体质的调息法坚持练习，就会有比较明显的效果。有的调息法只是为了调理身体的某个问题的，在调好之后也可不再继续习练。

第三章

普拉那

在瑜伽中，普拉那是一个极其重要的概念。

普拉那，在中国传统中，类似于"炁"。广义来说，它是一种生命能量。生命自然的存在和维系都依赖于普拉那。在传统瑜伽哲学发展中，人们对普拉那的理解经历了繁荣、衰落、再现的过程。在上一章，我们讲解到调息的本质是对普拉那的控制。这一章，我们将深刻认识瑜伽传统的普拉那，这一认识，将有助于深化我们对呼吸的认识。

第一节　奥义书中的普拉那

普拉那是一个非常重要的观念。在众多的古典奥义书中，都不时提到它。特别是《六问奥义书》，对普拉那的论述尤其全面。普拉那关乎生命的存亡，是调息法的根本之所在。

在《六问奥义书》中，六名弟子各自向他们的导师毕帕拉达（Pippalada）提一个问题，多个问题都涉及普拉那。

卡般提（Kabandhi）问众生从何而生时，导师回答说，渴望繁殖后代的创造之主梵天实践苦行，完成苦行后，他创造了物质和普拉那能量这对原则，也即阴性原则和阳性原则。梵天对自己说，这对原则会以众多方式生产众生，太阳（象征梵）是普拉那，维系生命的能量，维系众生，而月亮则是原质。原质是所有有形的和无形的一切。太阳是所有有形之物的灵魂，是生命，是普拉那，是每日升起的热能量。太阳以万道光芒升起，维系众生的生命。原质（物质）和普拉那（能量）是创造的源头。物质或原质给予万物以形式，而普拉那则给予万物以生命。普拉那就是生命。

弟子维达比（Vaidarbhi）则问有多少天神维系众生的身体、多少天神显现力量、哪个天神最伟大。导师则回答，空、风、火、水、地、语言、心意、眼睛和耳朵都是神，它们都会显示力量，但它们不是最伟大的，最伟大的是普拉那。因为，当这些天神自夸是它们支撑并维系身体的时候，普拉那提醒它们，它才是普遍的生命力，正是它化为五种生命气（即命根气、下行气、平行气、上行气、遍行气），支撑和维系着身体。当普拉那从身体中升起，其他所有的生命气也随之升起，当普拉那停顿之时，它们也随之停顿。对此，众神都敬佩和赞美普拉那。普拉那是太阳，是雨，是风，是地，是食物，它是光明之神，是所有诸神的根基。众生都依赖于普拉那。普拉那是再次出生的那一位，它居住在我们每个人的身体和器官里。普拉那也是创造者、维系者和毁灭者。普拉那给众生降雨水，提供火，是众生之父母。普拉那存在于一切中，在宇宙中，在每个个体中，甚至在语言中，耳朵中，眼睛中，心意中，让心意稳定自在。普拉那保护一切繁荣和智慧。换言之，普拉那是一切的依据、一切的依托，是众生的生命力。

弟子考萨利耶（Kausalya）则追问，普拉那本身从哪里来、如何进入众生的身体中，又如何离开身体、如何维系内外世界。导师解释说，普拉那这一宇宙的也是个体的能量源于阿特曼（atman）。就如人投下影子一样，阿特曼投下了普拉那。正是通过心意的活动，普拉那才进入身体。

普拉那分化成五种普拉那形式，发挥各自不同的功能。五种普拉那的形式是下行气、命根气、平行气、上行气和遍行气。下行气在肛门和生殖器中。命根气通过嘴巴、鼻子、眼睛和耳朵运行。平行气在身体的中间，它把食物所提供的东西分发到身体各个部分。阿特曼居于心中，心中有101条经脉，每条经脉有100条支脉，每条支脉再有72000条辅助的支脉。遍行气让血液在72000条经脉中流动。上行气通过中脉上升到头顶，并可通往更高的维度。阳光是可见的宇宙普拉那，重力是让下行气入地。天地之间的空是平行气。风是遍行气。内在之火（温度）则是上行气。人的生命就是普拉那。人死了，普拉那就离开人体。

《六问奥义书》告诉我们，是阿特曼创造了普拉那，普拉那可说是创造者、维系者和毁灭者。在普拉那中，阿特曼创造了空、风、火、水、地、感官、心意、智性和物质。又从物质（或食物）中创造了活力、苦行、曼陀罗、业和宇宙。从宇宙中创造了具有不同名称的形态。

尽管奥义书对普拉那的解读比较晦涩，但却明确地告诉我们，普拉那是一种介于不灭、不朽的阿特曼和各种形态的生命之间的存在，它是一种生命力、一种不灭的能量。生命万物千变万化，但只要普拉那离开了，它们就会消失，不复存在。

第二节 普拉那的隐退和替代

罗摩克里希那道院的高级僧人斯瓦米·巴伽南达（Swami Bhajanananda）是当下世界对普拉那这一重要概念反思最为深刻的思想家之一。在《普拉那》一文中，他系统阐发了有关普拉那的观点。在这篇重要的文章中，巴伽南达指出，在后期的奥义书中，普拉那逐渐隐退了，而在后来兴起的哲学或瑜伽流派中，普拉那被其他的概念所替代。这一点我们在学习调息这一重要的生命实践进程中是需要特别关注的。以下内容主要来自巴伽南达的观点。

第一，普拉那在吠檀多系统中被弱化了，甚至被排除了。把普拉那从吠檀多系统中排除出去的人，则是跋陀罗衍那（Badarayana，又称毗耶娑，Vyasa）。商羯罗（Sankara）等人遵循了跋陀罗衍那的做法。

第二，吠檀多系统用摩耶（Maya）替换了普拉那。早期的吠檀多不二论者高达帕达（乔荼波陀，Gaudapada）和吠檀多集大成者商羯罗大师，他们用摩耶（Maya）或无明这样的概念替换了诸奥义书中的普拉那这一重要概念。在《吠檀多精要》（Vedanta Sara）这部重要著作中，在诸奥义书中强调的宇宙普拉那，被缩减成了五气（即命根气、上行气、下行气、平行气、遍行气）。

第三，用罗阇（rajas）替代普拉那。罗阇，是数论哲学和瑜伽哲学中非常重要的一个物质性概念。在数论哲学和帕坦伽利瑜伽哲学中，宇宙之因的基质是原质（物质自然）。普拉那所发挥的生命动力的作用，在数论中是通过原质三德（即萨埵、罗阇和答磨）中的罗阇来执行的。数论哲学很少涉及普拉那。数论派对印度哲学影响巨大。大多数《往世书》，包括《薄伽梵往世书》在内，沿袭的基本是数论派的宇宙论和心理学。非常重要的吠檀多制限不二论思想家罗摩奴阇（Ramanuja），他的哲学也基于数论。同样，吠檀多中，后商羯罗的不二论者也深受数论的影响。

第四，用昆达里尼来替代普拉那。昆达里尼是哈达瑜伽中非常重要的概念。哈达瑜伽大约在5世纪或6世纪由纳达传系的瑜伽士发展起来。正是纳达派瑜伽士阐发了昆达里尼（Kundalini）这一重要的概念。他们认为，昆达里尼是一种精神—物理的能量，通常像一条盘绕的蛇，休眠在脊柱底部（即瑜伽中的海底轮）。昆达里尼对应着个体生命的普拉那。同时，纳达派又用萨克提（Shakti）替代了宇宙性的整体的普拉那能量。

第三节　普拉那的再现

巴伽南达进一步指出，从古典奥义书开始，经过两千五百年的发展和流变，当代的思想家、大瑜伽士斯瓦米·辨喜（Swami Vivekananda）再度恢复了普拉那的原初的宇宙性地位。但是，因为吠檀多不二论这一系统已经非常完备，辨喜无法把普拉那直接引入吠檀多不二论体系中。最终，通过开辟第四条瑜伽之道，他把普拉那重新引入了瑜伽传统中。传统吠檀多系统接受智慧瑜伽、行动瑜伽和虔信瑜伽这三条道路，辨喜则把胜王瑜伽引为第四种瑜伽。他的著名的《胜王瑜伽》充分阐明了这一瑜伽之道。大瑜伽士辨喜认为，普拉那有两个维度：宇宙的维度和个体生命的维度，基本恢复了古典奥义书中普拉那作为宇宙和生命能量的核心地位和功能。

辨喜对调息的理解非常特别。他认为，调息并不像很多人所认为的与呼吸有关，他甚至认为，调息与呼吸没有关系，因为呼吸仅仅是达成真正调息的众多练习方式中的一种而已。调息之所以被认为是呼吸，只不过是因为呼吸是普拉那最直观的一种载体和功能的方式罢了。对于辨喜，调息就是控制普拉那。

根据印度哲学家所说，整个宇宙由两种材料组成，其中一种他们称之为阿克夏（Akasha）。阿克夏是无处不在的、遍布一切的存在。一切事物都由阿克夏进化而来。阿克夏不能被感知，因为它超出了我们感官的知觉。只有当它变成了有形之事物时，我们才能看见它。创造之初，只有阿克夏。在（创造）循环的最后，所有的固体、气体和液体全都再次融进阿克夏中。同样，下一次的创造，还是以这阿克夏为始。而阿克夏则通过普拉那能量创造了（或者变成了）这宇宙。正如阿克夏是这个宇宙无穷的、无处不在的物质一样，普拉那则是这个宇宙无穷的、无处不在的显现的能量。在一个创造循环的开端与结尾，一切都是阿克夏，宇宙所有的力量都被还原成普拉那。这是宇宙的物质原则和普拉那原则。

正是普拉那进化成了我们称之为能量（energy）的一切，正是普拉那显现为运动、引力、磁力、身体的动作、神经流以及思想（心意）的波动。一切能量的总和，当它们分解、还原、回到它们最初的状态时，就被称为普拉那。在一个创造循环的末端，显现出来的能量静止了，并且潜藏起来。在下一个创造循环的开初，这些（潜藏起来的）能量开始发动，它们触动阿克夏，阿克夏进化形成各种有形的物质，且随着阿克夏的变化，普拉那也成了所有这些能量的显现。因此，控制了普拉那，就控制了自身的心意，就控制了所有存在着的心意；控制了普拉那，就控制了自身的身体，就控制了所有存在着的身体——因为普拉那是能量的普遍显现。认识普拉那、控制普拉那，就是调息的真正含义。所有调息的训练和练习，都是为了这个最终的目的。

每个人都必须要从他所站立的地方开始学习，学会如何控制那些离他最近的事物。而发动我们生命的心意和身体的（个体的）普拉那，是宇宙中离我们最近的事物，也是最近的宇宙普拉那。显现为我们自身的精神和物质的能量的普拉那，它小小一点的波动，就是宇宙普拉那的无限之海的波动中离我们最近的波动，如果我们能够成功控制这小小一点的波动，那么我们就有希望去控制全部的波动，即普拉那。

巴伽南达还指出，普拉那是每个生物体中的生命力，而思想则是普拉那最精微的、最高级的活动（波动）形式。当然思想并不是普拉那的全部，那些我们说的直觉或无意识的意识，是普拉那最底层的活动（波动）。我推理、我判断、我思考、我看见某些事情的利与弊，这些不是全部。理性是有限的，理性只能到达某种程度，过了那个程度，理性就会失灵。心意可在一个更高的维度上活动，即超意识（superconsciousness）。经过学习和训练，对生命体所有精微之力的成功控制，就会推动心意、帮助心意达至一个较高的维度，并在那个高维度发挥作用。

调息，可以从控制肺部运动开始，而肺部的运动则与呼吸直接相关。我们需要理解，不是呼吸产生了肺部的运动，恰恰相反，是肺部运动产生了呼吸。普拉那推动肺部运动，肺部运动吸入或者呼出气体。

因此，调息不是（控制）呼吸，而是控制肺部运动，控制肺部运动最直接的就是调整直接驱动肺部运动的肌肉之力量——渗透这肌肉的力量，就是我们需要通过调息练习来控制的普拉那。控制了普拉那，体内所有其他的普拉那的运动形式就会逐渐为我们所控制。

可以看到，普拉那这一生命的能量，在不同流派中无论被何种概念所替代、替换或变更——摩耶、无明、生命五气、罗阇，还是昆达里尼或者萨克提，不变的是其维系生命的能量这一功能属性。对于瑜伽实践修持来讲，我们无须纠结用什么概念来描述生命的能量及其维系生命的核心功能。重要的是，我们需要知道，这一生命能量对我们生命维系和健康的极端重要性，甚至它就是我们控制生命力的核心秘密。认识普拉那、控制普拉那，就是调息的真义。

第四节　调息是对普拉那的控制

这一节，我们再次深入理解调息和普拉那之间的关系。

我们已经知道，普拉那是宇宙背后的根本，一切来自普拉那，最终也消融于普拉那。因为普拉那呈现为不同的形式，我们就可以通过不同的方式来调理普拉那。其中，最基本、最直接的一种方式就是调息。

在宇宙能量层，生命的个体无法整体控制、影响普拉那，个体生命只是无限的普拉那能量的一部分。但我们可以控制、影响自身周围有限度的普拉那。但普拉那就是普拉那，从某种意义上说，能够控制有限的局部的普拉那，就有可能控制更大范围的普拉那。

在当今时代，这种大规模的控制或者影响更多地表现在科学技术的发展和应用中。作为生命的个体，作为瑜伽的修习者，我们更关注的是个体精神普拉那的控制和调整。

巴伽南达就认为，心意有两个层面：发挥情感—意向作用的低级层面，发挥认知作用的高级层面。

低级层面，情感—意向层面是欲望、情绪、本能驱力的潜在印迹的大仓库。欲望、情绪、本能等，又被称为习气，它们是如何升起的？只不过是心理普拉那的活动而引发的副作用而已。激活情绪、欲望等的心理普拉那又被称为欲望力。

高级层面，认知层面是观念的潜在印迹的大仓库。观念，一般包括语词（名）、形象或形式（色），它们合称为知识、想象等。观念（名、色）是如何升起的？它们也要借助普拉那的运作。激活观念的潜在印迹的心理普拉那又被称为言力。

因此，心理普拉那有两种：在情感—意向层面运作的欲望力和在认知层面运作的言力。当我们允许自己被情绪、本能等驱力压倒时，普拉那就流进了低级层面，此时，欲望力主导心意。而当我们进行纯粹抽象的思考时，如解答数学题或研阅经典、思考哲学或逻辑等，普拉那就流进了高级层面，此时，言力主导了心意。

巴伽南达认为，情绪与观念之间的连接由意志完成。我们自己有意无意地通过意志造成了情绪、冲动等与观念之间的连接。如果我们对某个念头没有意愿，这个意愿就不可能在我们心中升起。正是我们自己允许各种念头占据了甚至主导着我们的心意。而普拉那仅仅只是能量的作用，是意志选择了某个欲望或某种观念在心意中升起，是意志把欲望与观念结合起来。也即，是意志决定了普拉那流进哪一个层面。

正如帕坦伽利在《瑜伽经》中提出的瑜伽就是"控制心的波动"一样，对于如何通过净化心意来驾驭情绪、冲动等，巴伽南达认为，调息是一种十分有效的方式。并且，调息是（经由呼吸控制）从控制粗糙普拉那开始，逐渐进展到控制精微普拉那的过程。

普拉那能量既有粗糙的层面，也有精微的层面。普通的调息法是对吸气、呼气和住气的控制，或者呼吸的导引，或者伴随不同的曼陀罗，或者采纳轻重不一的特定音，来逐步实现对能量的控制。这种控制大都是在普拉那的粗糙层面上进行的。然而，当我们不断朝内、不断专注于普拉那本身，并逐渐向更高维度进发时，就会逐渐趋向精微层。

第四章

调息与体质

生命由最基本的地、水、火、风、空这五大元素构成。不同元素组合并影响着生命的体质。最基本的体质类型有三种：风型（瓦塔）、火型（皮塔）和水型（卡法）。体质又有先天的和后天的分别。先天体质（Prakriti）较难更改，但后天体质（Vikruti）受多种因素的影响。而调息是改善和调整后天体质的一种非常有效的方法。但是，在瑜伽习练中，不同体质须采纳适合相应体质的调息方法。

第一节　体质的形成

瑜伽哲学认为，宇宙构成的基本要素是五大元素，即地、水、火、风、空。空演化出风，风演化出水，水演化出火，火演化出地。

地、水、火、风、空这五大元素各有特性。空元素，精微、轻、空旷、无抵抗、软、光滑、分离、差异、开放、灵性等。风元素，运动、轻、颤动、粗糙、原子性、清晰、不稳定、变动等。火元素，转变、轻、扩展、热、干燥、高速、光明、色彩、强烈、清晰等。水元素，溶解、重、流动、软、冷、不活跃、黏滑、潮湿等。地元素，重、粗糙、坚硬、不活跃、稳定、稠密、硕大等。

大致上，人们在日常生活中就可以感受到空的空旷、空灵、弥散、精微，风的运动、轻，火的转变、热、光明，水的流动、重和潮湿，地的粗糙、坚硬和稳固等特征。宇宙中各种事物都由这五大元素和合而成。但不同事物所包含的元素各有差别。一般而言，有的事物为某种元素占主导，有的是由几种元素共同占据主导。人们时刻需要吸收不同的元素，来维持身体的稳定和健康。

身体的体质同样来自这五大元素。先天体质的形成原因很复杂，但一旦形成，就相当稳定。传统上，有些流派会说，这由业力决定。不过，从现代科学的角度来分析，其实也是可以理解的，如，不同的基因（DNA）编排方式就决定了不同的生命形态和功能的差异。而后天的体质则涉及生命内外的环境、饮食、季节、运动、呼吸、心理、心意、意志，等等。

那么，三种基本的体质究竟是什么呢？

第二节 三种基本体质

阿育吠陀瑜伽对于三种体质的研究比较深入。瑜伽实践的目的不是改变人的先天体质，而是努力让后天体质相应于先天体质。下面，我们就最基本的三类体质——风型（瓦塔）、火型（皮塔）和水型（卡法）进行解读。

瓦塔体质，风型，核心元素风和空；

皮塔体质，火型，核心元素火和水；

卡法体质，水型，核心元素水和地。

瓦塔的特征取决于构成的核心元素风和空。通过了解风和空的特征，大致就可知道瓦塔的特征。类似的，通过了解火和水的特征就可知道皮塔的特征，通过了解水和地的特征就可知道卡法的特征。

瓦塔体质特征：干、轻、冷、粗糙、细微、运动、清晰、涩。例如，瓦塔体质的人，五官清秀，但皮肤、头发、嘴唇、舌头、喉咙比较容易干燥，容易打嗝，结肠干枯、容易便秘，声音嘶哑。一般体形较小，肌肉不发达，骨头轻，睡眠质量不佳，容易醒。他们手脚冰凉，循环比较差，怕冷喜热，身体僵硬。女性月经容易不规律。皮肤容易有结块，指甲容易开裂，头发分叉，关节会响。他们容易焦虑，肌肉容易颤动。他们身体有弹性，走路快、语速也快，多梦，心境不稳，观念变得也快。他们直觉力强，心灵开放，思维敏捷。他们喜欢甜食和酸味的食物。

皮塔体质特征：热、锋利、轻盈、油性、液体、散开、酸。例如，皮塔体质的人，胃口好，很好的消化力，体温偏高，不喜热和潮湿，头发容易灰白、容易掉发，容易长痔疮，皮肤白皙但易感染，容易过敏。他们一般身体敏捷、心意敏捷，牙齿锋利，尖下巴，尖鼻子，目光具有穿透力，拥有极好的记忆力。他们对光十分敏感，皮肤、头发和大便多油性，油炸食品会破坏他们的消化和发质。他们出汗多，容易口渴，排尿也多。他们胃酸多，容易流口水。他们渴望声名远扬。

卡法体质特征：重、慢、凉、油性、潮湿、光滑、紧密、柔软、静态、黏性、甜美等。例如，卡法体质的人，身体比较沉重、骨架大、容易超重，喜久坐不动，心情也容易沉重。他们走路慢、说话慢、消化慢、代谢慢、观念变化慢。他们体温容易偏低，容易感冒。皮肤、头发和大便多油性，关节很好。手容易湿黏，胸部、鼻腔和喉咙容易充血。他们身体紧密，声音悦耳。皮肤柔软、头发柔顺光滑，但皮肤厚，头发厚密，指甲厚，大便粗大。他们人格甜美，眼睛水汪汪，充满爱心、慈悲心，温顺。他们不爱运动，爱睡觉。他们忠诚，爱拥抱，有依附心。喜欢甜食，生育能力强，喜欢做爱。

除了以上瓦塔、皮塔和卡法三种基本的体质外，还有其他更加复杂的类型，如瓦塔—皮塔、瓦塔—卡法、皮塔—瓦塔、皮塔—卡法、卡法—瓦塔、卡法—皮塔以及瓦塔—皮塔—卡法。大体上，共有十种类型的体质。

后天体质接近先天体质的时候，大体上生命就是健康的。但是，如果后天体质偏离了先天体质，出现体质失衡，就容易生病。

而影响后天体质偏离先天体质的因素很多，如季节、环境、饮食、运动、呼吸等。下面，我们来看看体质的失衡是如何发生的，又如何达到平衡。

第三节　体质失衡和体质平衡

在现实生活中，人的后天体质和先天体质要完全一致是非常不容易的。先天体质就如经济学中的价值，后天体质就如价格。价格围绕着价值波动。当价格偏离价值比较远时，市场就动荡，以致引发社会问题。当价格接近价值时，市场就稳定，社会也表现出繁荣景象。当后天体质接近先天体质之时，就比较健康，反之，体质就会失衡，从而引发身体各种问题。

那么，体质为何会失衡呢？

先天体质不存在失衡问题，谈论失衡是针对后天体质的。从瑜伽角度看，后天体质失衡原因很多，主要涉及季节、环境、饮食、生活方式、瑜伽体位、调息、冥想等。

就季节而言，春季，初春卡法占主导，春末则皮塔占主导。夏季，皮塔占主导。秋季，瓦塔占主导。冬季，则是卡法占主导。每一个季节，由于占主导的类型不同，对人的影响也就不同。夏季，皮塔占主导，皮塔体质之人就更容易导致皮塔失衡。秋季，瓦塔能量占上风，瓦塔体质的人更容易导致体质失衡。冬天，卡法能量占上风，卡法体质的人更容易导致卡法体质失衡。

就环境来说，不同体质也深受影响。噪声污染、光污染、空气质量等，会对体质带来直接的影响。皮塔体质的人，对光的敏感性更强，光污染或者光线强烈更容易导致皮塔上升、导致体质失衡。瓦塔体质的人，如果生活在嘈杂的环境中，其瓦塔能量会很快上升，从而导致体质失衡。而卡法体质的人，如果生活在太过悠闲、缺乏活动、太过潮湿的环境中，他的卡法能量会上升很快，从而导致卡法体质失衡。

饮食，对后天体质的影响非常巨大。正因为如此，阿育吠陀瑜伽高度关注饮食法，它把不同的食物做了分析，给食物的三种能量的关系做了梳理。

瓦塔体质，需多食用味道甜、酸和咸的食物，以及性质重、油、热的食物，而需要少食用味道苦、辣、涩的食物，以及性质轻、干、凉的食物。

皮塔体质，需多食味道甜、苦、涩的食物，以及性质重、油、凉的食物，而需要少食用味道酸、咸、辣的食物，以及性质轻、干、热的食物。

卡法体质，需多食味道苦、辣、涩的食物，以及性质轻、干、热的食物，而需要少食用味道甜、酸、咸的食物，以及性质重、油、凉的食物。

不同的生活方式，也会对体质产生影响。瓦塔体质的人，并不适合过多的旅行，因为，旅行伴随着太多的风元素，过多的旅行导致瓦塔失衡。而卡法体质的人，比较适合旅行，对健康很有益处。

不同的瑜伽体位，对不同的体质所产生的影响很不一样。

根据阿育吠陀瑜伽，瓦塔体质，瑜伽的体位习练要保持能量的稳定、平衡和持续，内心要充满热情，尽可能保持身体平静、专注和放松，体位要适度、缓慢、柔和，不能用力突然、生猛。呼吸要深沉、平静，并且要强化吸气。

皮塔体质，瑜伽体位习练要保持能量清凉、开放和善于接纳，保持身体清凉、放松，以"臣服"的方式来做体位，以便消除多余的热和紧张。在呼吸层面，清凉呼吸为主，放松，扩散，有时可通过嘴巴呼气，以便释放多余的热。

卡法体质，瑜伽体位习练要确保热身，要努力、有速度、有毅力地练习体位。身体层面，要保持轻盈和运动、暖和、干燥；在呼吸层面，要重视能量向上运动、循环，如必要，可采取快速、深度的呼吸。

第四节 通过调息调整后天体质

调息涉及粗糙的和精微的能量控制。不同的调息法，会给不同体质之人带来不同的影响。科学地练习调息、控制呼吸，可以合理地调整后天体质、平衡体质，以保健康和快乐。

调息可以强化身体能量。有人无精打采，头昏脑涨，头重脚轻，四肢无力，气短心虚。可通过饮食改善这些状况（食疗）。例如可以适当服用黄芪、山药、人参等。食疗对于普通大众来说非常实用，也相对安全。如果配合科学的调息，则可以更加有效。我们的上祖就说过"气"（氙）这一概念。《黄帝内经》说，上古真人能与天地阴阳自然消长变化的法则同步，可以自由呼吸天地之间的精气，来保守精神，身心合一，做到寿比天齐。当然，这些自然之气，是真正的氙（换一种说法就是普拉那）的一种载体。

普拉那或者气，在生命体上，存在多种形式。在瑜伽中，分为命根气、上行气、下行气、平行气和遍行气这五气。调息，不仅涉及命根气，也涉及五气中的其他气。通过对五气的调理和调控，控制身体，改善或改变后天的体质。

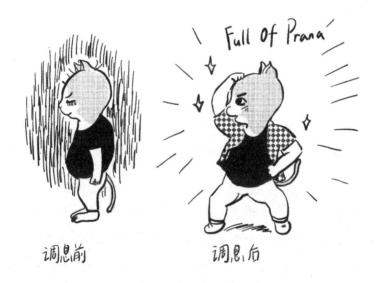

调息前　　　　调息后

　　调息对后天体质的影响，主要是通过调息的长短变化、住气的方式、呼吸的方式来进行的。例如，左右脉经络净化调息法，可平衡阴阳能量，对瓦塔体质的改善和平衡十分有益。通过左鼻腔吸气、住气，右鼻腔呼气；然后，右鼻腔吸气、住气，左鼻腔呼气；……如此徐徐稳稳而行，左右脉能量得以平衡，风和空元素得以平衡，瓦塔体质得以修复。在阿育吠陀瑜伽中，这是最适合瓦塔体质的一种调息法。当然，这一调息法也被视为万能调息法，同样适合皮塔体质和卡法体质。瓦塔体质之人，并不适合多做圣光调息法、风箱调息法、清凉调息法等。除了上面刚刚谈到的左右脉经络净化调息法，瓦塔体质之人还可以实践乌加依调息法、蜂鸣调息法等，因为瓦塔体质之人本身能量不足，也不稳定，他们需要平衡调理。

　　皮塔体质之人，火能量容易上升，日常中不适当的饮食和生活方式特别容易引起皮塔能量失衡。当然，不适当的调息法也会导致皮塔能量失衡。例如，皮塔体质之人并不适合多做太阳脉贯穿法、风箱式调息法、圣光调息法，但他们适合清凉调息法、嘶声调息法、齿缝调息法、月亮脉贯穿法等，也适合鸟啄调息法、龙饮调息法等。清凉调息，气体从齿间进入，产生清凉效果，可有效降低皮塔能量。而风箱式调息法，则会快速增加火能量，促使皮塔能量上升，从而导致皮塔能量失衡。而这是由皮塔体质的特征所决定的。

　　卡法体质之人比较缺火，他们需要增加火的能量，通过火来提升能量。因此，比较适合卡法体质之人的调息法主要有圣光调息法、风箱式调息法、太阳脉贯穿法。而清凉调息法、嘶声调息法、齿缝调息法、月亮脉贯穿法等并不适合他们。过多的清凉调息法、嘶声调息法、齿缝调息法、月亮脉贯穿法等，会让卡法能量上升，从而导致卡法能量失衡。调息法之所以要对应相应的体质，是因为，方法不当，到时道夏能量失衡，则会让瓦塔更加瓦塔、让皮塔更加皮塔、让卡法更加卡法，而引发身心不适甚至疾病。

当然，也应该要知道，后天体质受时节的影响，大冬天，天气寒冷，即便是皮塔体质之人，也要谨慎，不要做太多的清凉调息法。夏天，皮塔能量较强，即便是瓦塔体质或卡法体质之人，也可做一些清凉调息法。而卡法体质之人，即便在炎炎的夏日，也不能做太多的风箱式调息法。

当然，我们每个人，在不同的时候、在不同的身体情况下，也应该调整调息法。例如，瓦塔体质或卡法体质之人发烧时，也适合做一些清凉调息法，以便去温降火。

还有，尽管不同的生命个体体质有差异，但体质也有基本的共性。有些调息法适合于各种体质，不同体质之人都可以练习以增强能量、稳定能量、提升能量，以疗愈身心。例如，对各种体质之人，基本的腹式呼吸法就都十分适合。

概括起来，可考虑通过调息来改善或者调整各种体质：

1.调理和改善失衡的瓦塔体质；

2.增强和提升正常的瓦塔体质；

3.调理和改善失衡的皮塔体质；

4.增强和提升正常的皮塔体质；

5.调理和改善失衡的卡法体质；

6.增强和提升正常的卡法体质。

第五章

调息与五鞘

瑜伽哲学认为，人体包含三身五鞘。就是三身，粗身、精身和因果身。五鞘，就是粗身鞘、能量鞘、心意鞘、智性鞘和喜乐鞘。粗身鞘属于粗身，能量鞘、心意鞘和智性鞘属于精身，喜乐鞘属于因果身。

调息主要发生在精身层面。调息涉及能量控制，涉及生命存在的根本。也可以说，调息首先是对能量鞘的一种直接管理。

第一节　生命的奥秘

生命无比奇妙。

科学家们在分子层研究我们的身体，解决生命中出现的问题。古代的神话也都在探索生命，还有各种哲学、各种宗教也都探索生命，提供各自的想象、猜测、经验、理解、逻辑和推理。"我是谁"这一问题，仍然永恒。无数的哲学家、思想家都试图透过我们的肉身找到那个不变的生命奥秘。瑜伽认为，生命的奥秘就是普拉那。

瑜伽认为，认识自己要从认识这具身体开始，要认识身体，则要从认识体质开始。认识了体质，也就大致可以知道自身生命的运行，更进一步，也可认识到生命的内在的精微系统，即三身五鞘。

而认识了三身五鞘，我们就会从外在的身体的体质，走向更加精微的内在生命系统。

第二节 作为生命系统的五鞘

生命的五鞘思想，最初在《泰帝利耶奥义书》中得到了系统阐发。

五鞘思想对瑜伽体系具有重大影响。可以说，全部的瑜伽系统都可和这五鞘——粗身鞘、能量鞘、心意鞘、智性鞘、喜乐鞘——结合在一起来理解。哈达瑜伽，和粗身鞘以及能量鞘关系密切；行动瑜伽和胜王瑜伽，与心意鞘关系密切；智慧瑜伽，和智性鞘关系密切；而虔信瑜伽，则和喜乐鞘关系密切。对生命身心健康的管理，从五鞘的视角去发掘合适的生命管理方式或方法十分有效。

奥义书说，这世界最初是由阿特曼演化出空或原初的原质，然后，从空演化出了风、火、水、地，而万物即由此生发。我们人这一生命体有身体，身体由地、水、火、风、空这五大元素构成。人身很难得，佛教强调人身难得，瑜伽也强调人身难得，况且，没有身体，就无法启动自我净化或进化，体验更高维度的美妙经验。而身体是变化的：出身、活着、成长、变化、衰老和死亡。从生到死，寿命很短，根本经不起浪费。因此，我们更要珍惜我们这具身体。

粗身鞘，由皮肤、肉、血、神经、肌腱、脂肪、骨髓、骨头、排泄物构成，而食物又是组成这些部分的基础，也就是说，身体是由营养构成的。要有健康的身体，就要有干净健康的食材、干净的水、空气等。食物也是"万能药"，很多身体问题，可以通过科学的饮食进行疗愈。喜乐也来自食物，美味的食物使人快乐。

能量鞘，由五种生命之气——命根气、上行气、下行气、平行气和遍行气，以及五个行动器官——手、足、舌头、肛门和生殖器构成。我们不能离开能量鞘。没有能量鞘，就不能生存下去。我们活着，全靠一口气，这口气就取决于能量鞘。能量鞘不行，粗身鞘就没有活力，就难以维系。能量鞘不够强盛，粗身鞘就缺乏力量和活力，同时，心意鞘也不会有活力。瑜伽习练，特别是哈达瑜伽、昆达里尼瑜伽、密教瑜伽，都是在和能量鞘交涉。

心意鞘则属于精身，由五个感觉器官（眼、耳、鼻、舌、身）、五种能量、五个行动器官以及心意、智性构成。私我和记忆官能既属于心意鞘，也属于智性鞘。心意是瑜伽要处理的核心问题，特别是行动瑜伽和胜王瑜伽，它们的核心就是控制心意的波动。行动瑜伽要求心意稳定，不执行动的结果；胜王瑜伽则把瑜伽视为控制心的波动。

传统上，通过禁制、劝制、体位、调息、制感、专注、冥想和三摩地这八支，来调整、来控制好心意的波动，从而达到原人（真我、纯粹意识）和原质（物质自然）的分离之状态。

智性鞘，由智性（菩提）和五个感觉器官构成。也有说，智性鞘由智性、我慢、记忆官能构成。心意受能量鞘的影响，受智性鞘的控制。吠檀多派认为，智性鞘和其他鞘一样，只是一种叠置，由于它最靠近阿特曼，所以充满光辉。它从阿特曼那里借来光辉，却因为错误的认同，而陷入无明、陷入黑暗。智性本身具有普遍性、理性的特征，但我慢却干扰智性，智性成了我慢的奴隶。我慢处于不同的状态，智性鞘也就相应地呈现不同的状态。我慢的干扰越少，智性发挥的功能就越大，对自我的遮蔽也就越少。

在智性鞘之后的是喜乐鞘。粗身鞘属于粗身，能量鞘、心意鞘和智性鞘属于精身，而喜乐鞘则属于因果身。喜乐也是一种能量，一种更加精微的能量。事实上，五鞘都是能量的不同振动状态。在瑜伽看来，作为生命系统，人由五鞘构成，并且五鞘缺一不可。

第三节　能量鞘的秘密

根据瑜伽理论，生命的演化是从因果身开始到精身，再到粗身的。因此，人的五鞘，它们之间有一个序列，即粗身鞘服从于能量鞘，能量鞘服从于心意鞘，心意鞘服从于智性鞘，智性鞘服从于喜乐鞘。我的身体受苦，我要反抗，反抗需要能量，这能量就来自能量鞘。但能量鞘要有效支持粗身鞘，就需要得到心意鞘的指导和指挥。但心意鞘并不稳定，情绪性强，容易出现偏差，需要得到更理智的智性鞘的指导和支持。智性鞘则基于理性原则来做出各种判断。理性原则的基础是什么呢？基础是生命体的稳定、发展和喜乐。其中，快乐原则最根本。智性需要有一个更高的指导，这个指导就源于喜乐鞘。

同时，我们也要注意到，不同的身鞘之间是相互影响的。如果能量鞘强盛，则一般粗身鞘也就强健、有活力，心意鞘也会因能量鞘的强盛而充满活力和力量。如果能量鞘弱，那么粗身鞘也会弱，心意鞘也会缺乏活力。

能量鞘的强弱来自人的先天条件和后天条件。先天条件就如电脑预置的配置，如硬件，难以更改。后天条件，如软件，则可以不断迭代和更新。如果开始时软件较差，则可通过更新软件来提升电脑的运行效果。后天条件，包括生活方式、饮食方式、运动方式、呼吸方式、冥想方式等。当然，健康的生活方式，能使先天的基础能量不在无形之中损耗。

比如，科学饮食，就能正确获得我们所需要的维持生命的后天能量。饮食不得法，就容易导致后天能量失衡，也会消耗先天的基础。同样，如果找到了合适的运动方式、调息方式以及冥想方式，避免不必要的风能量、火能量或水能量，稳定自己的后天体质，就能增强我们的先天基础。

能量鞘的管理特别重要。能量的平衡和增强可以提高身体的免疫力，有效抵御潜在的疾病。

第四节　调息首先是对能量鞘的直接管理

能量鞘管理有多种方式。在众多的管理方式中，调息是最重要、最直接的能量鞘管理方式之一。正如调息pranayama一词所表明的，调息就是对普拉那（prana，生命能量）能量的管控。而这种能量管控，最重要的方式是通过呼气、住气和吸气进行的。

当然，我们已经说过，在处理吸气、住气和呼气的问题上，并不是每种调息法都必须包含住气。但是，合适的自主的吸气和呼气之方法则是任何调息法中所必需的。从生理来说，吸气，身体从外界获得普拉那能量；住气，普拉那能量更有效地输送到全身或重点传输到身体中的某个部位；呼气，则可以使得身体中的废弃能量排出体外。从形而上意义上说，吸气可被理解为是接纳普拉那能量，住气则是和普拉那能量融合，呼气是回归宇宙性的普拉那能量。吸气、住气和呼气就是天人合一的发生和达成的一个重要过程。

再深入一步，就呼吸而言，我们还会发现，我们不仅仅只是通过鼻腔（有时是口腔）吸气获得普拉那能量，我们也通过皮肤或其他器官"吸气"，以获得普拉那能量。我们也不仅仅只是通过鼻腔（有时是口腔）呼气，我们也通过皮肤呼气。事实上，皮肤是身体面积最大的呼吸器官。如果皮肤不再呼吸，身体就会遇到健康问题。科学研究表明，普通大众皮肤呼吸确实存在，但呼吸量极小，皮肤吸收的氧气量仅为肺的1/160，一般不足以供应人体正常的新陈代谢所需。然而，通过有效的锻炼，皮肤的呼吸功能会发生变化，皮肤呼吸功能也会增强。

一般而言，我们谈调息主要是指通过吸气、住气和呼气来实现对普拉那能量的延展、扩张。正是通过这一有意识的呼吸控制，让我们身体能量运行更加合理，可以疗愈我们身体的疾病，平衡我们的体质，强化我们的能量，提升我们的能量。

对能量鞘的管控，除了一般的吸气、住气和呼气外，还应该精细化，即基于能量细分后的生命气来实施管理。普拉那能量，细分后有五个次一级的能量，即命根气、上行气、下行气、平行气和遍行气。在本书下半部分，我们会看到不少调息法都涉及这五种次一级生命气的调理。

顺便说一下，调息中还要充分调用我们的五个行动器官，即手、足、舌头、肛门和生殖器。在吠檀多中，这五个行动器官也被视为能量鞘的重要部分。在调息过程中，通过管控这五个行动器官，可有效管理能量鞘。事实上，在调息中，通过行动器官可以调理普拉那能量。例如，在若干调息法中，我们"舌抵上腭"，就有助于能量的畅通流动。在诸多调息法中，通过提肛以及收缩会阴（或通过意念和收缩约括肌），也可以很好地调理下行气，避免通过下行气耗散太多的能量。

当然，调息对能量鞘的管理主要还是采取不同的呼吸方法。有时也需要一定的导引或冥想配合，以使得能量在体内能有效运行，或者疗愈疾病、康复身体，或者支持能量、维持生命，或者强化能量、扩展生命。

下面，关于调息对能量鞘的具体管理，我们再强调几点：

第一，首先要关注先天能量鞘的状况，确定自身的体质类型以及身体的实际状况，以便找到合适自身体质和能量状态的调息法。

第二，调息法是一种方法，我们更应该根据自身的状况选择合适的调息法——这一点尤为重要。如果某种调息法效果不明显，就需要及时评估并选择其他的调息法。当然，我们也可以尝试多种调息法，在不同的实践中，找到合适自身的调息法。

第三，在实践调息时，我们必须要时刻注意调息过程中我们身心的反应，任何特别的反应，都需要我们及时重视。调息法不能蛮学，而要重视调息法和自身的适应性以及实践的有效性，要在合格的导师指导下实践。

第四，十分重要的一点是，任何一种探索和实践，都离不开坚持。只有坚持实践自己选定并适合自身的调息法，才会享受到实践结出的果实。如果三天打鱼两天晒网，那调息法是学不好的，也不会有什么作用。

第六章

调息与脉轮

脉轮是精身的能量中心。每个脉轮都有其特定的位置、特征和功能，它们和人体身心健康休戚相关。能量鞘在精身，调理和锻炼能量鞘，必然影响脉轮。调息法，主要通过呼吸，以特定的方式影响着脉轮的强化或弱化，促进脉轮的健康。

第一节　脉轮是能量系统

宇宙是一个巨大的能量体。这个能量体无比奥妙，一切都发生在这个能量体中。一切存在物都是这个能量体的显现、展现，都是这个能量体的片段。这个巨大能量体中的任何一点都和能量体整体有机地融合着、联结着。

人体也是一个复杂的能量系统。这个能量系统是一个小宇宙，和整个宇宙能量体在本质上具有一致性。部分体现了整体。这种一致性，很好地阐释了天人合一的理念，也阐释了梵我一如的理念。天，无限者，宇宙，终极。梵，也是终极者，大全者，无限者。人和天、人和梵，本质上是一样的。或者说，人是天的部分或碎片，却反映着整体的天。人是梵的部分或碎片，也反映着整体的梵。

人和天、人和梵之间的"合一性"在于它们之间的相通性。这种相通性来自天人、梵人之间的内在一致。如何理解这种一致呢？可以从宇宙的构成去理解。宇宙由最基本的元素构成，即地、水、火、风和空，人也由这些元素构成。宇宙中充满普拉那能量，人体中也充满普拉那能量。宇宙层的普拉那能量和个体层的普拉那能量是一致的。

我们来到世界的时候，以一种奇妙的方式分有了一部分宇宙能量。依靠这一能量，我们在世界上生存和繁衍，最后随着这一能量的离开而死去。除了这一先天的能量，我们还依靠后天的能量来维持我们的存在。

根据脉轮思想，生命接纳宇宙的能量，首先需要经过身体上的脉轮。通过脉轮进入全身的经络，经络将能量传递到生命的三个方面：心意、神经系统和免疫系统。进入心意的能量带来生命的心理能量，进入神经系统的能量则让整个生命系统得以运行，而进入免疫系统的能量则让生命机体产生自我保护的力量。在能量的传导中，脉轮非常重要。脉轮是接受能量的总开关。

脉轮是能量运行的中心，是非常关键的生命系统。正是通过脉轮，能量不断发生传递、交换和转变。生命体有多个脉轮，每个大脉轮都具有某些特定的功能。古代经典提到，生命体有88000个脉轮，其中的40个相对重要。在这40个相对重要的脉轮中，有7个特别重要。这7个特别重要的脉轮分别是：海底轮（Muladhara）、生殖轮（Svadhisthana）、脐轮（Manipura）、心轮（Anahata）、喉轮（Vishuddha）、眉间轮（Ajna）和顶轮（Sahasrara）。

海底轮、生殖轮和脐轮，它们是动物轮，更多地关乎身体的健康和疾病；心轮，是人轮，关乎心理的健康和疾病；喉轮、眉间轮和顶轮，更多的则是关乎精神的健康和疾病。

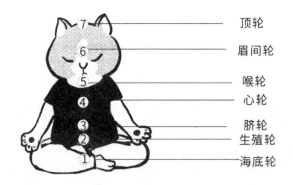

脉轮图

脉轮的能量不是静止的，而是不断流动的。脉轮能量堵塞时，就会出现能量的失衡，导致身体疾病；脉轮能量流畅，身体就健康。脉轮能量很弱，整个身体就会处于虚弱状态。每个脉轮强弱不同，对人体健康的影响也不相同。完整的脉轮修习系统包含脉轮能量的测定、调校和活化。

海底轮更加特殊。在那里，潜伏着一种特殊的能量，这一能量被称为昆达里尼。也有人视之为神经能量，如马哈拉斯特拉邦的瓦桑特·莱利（Vasant G. Rele）医生，他在1927年出版的《神秘的昆达里尼》中就认为，昆达里尼只是普通的神经能量。也有人认为，昆达里尼是普拉那能量。

一般来说，哈达瑜伽士会把昆达里尼等同于普拉那能量。斯瓦特玛拉摩在《哈达瑜伽之光》中说，通常，气（能量）在左脉和右脉穿行，当它进入中脉时，觉醒便开启了。中脉上有三个结：底部是梵天结，心脏下方是毗湿奴结，眉毛下方是楼陀罗结。只有当海底轮潜伏着的昆达里尼冲破这三个"结"时，才能从中脉上升。

也有人认为昆达里尼是意识力，如湿婆派和性力派的《阿笈摩》就把昆达里尼等同于意识力，整个宇宙中的一切——包括菩提、心意、诸根、身体、外部世界等，只不过是振动频率不同的意识力。根据这种观点，昆达里尼就是休眠的个体灵魂。

罗摩克里希那道院的斯瓦米·巴迦南达（Swami Bhajanananda）认为，斯瓦米·辨喜对昆达里尼持有的观点介于前两种观点之间。辨喜所论述的胜王瑜伽属于密教，但辨喜没有使用意识力这样的词，而用了普拉那一词。辨喜所谈论的普拉那，既涉及哈达瑜伽士谈论的普拉那，也涉及空（阿卡萨，Akasha）。根据辨喜的论述，所有物质都是空的显现，所有形式的能量都是普拉那的显现。而这一观点的源头则是古老的奥义书。

一般情况下，我们把脉轮能量视为普拉那能量运行和转化的中心。可以用一定的方法，来测定不同脉轮能量值的高低、强弱，根据能量高低强弱的状况再进行调校。调校了脉轮能量，还可以进一步激活它们、启动它们。

第二节　七大脉轮

在上一节我们已经谈到了七个特别重要的脉轮。每一个脉轮代表了一个能量中心，不同的能量中心具有不同的特征。这一节，我们简单地梳理下每一个脉轮的基本特征和功能。

海底轮，是第一个重要的脉轮。它的代表元素是地。象征是红色的四瓣莲花。位置在会阴。它和我们的肾上腺有关，代表我们的根基，关乎生命的活力。如果海底轮较弱，身体就不够强壮。当生存受到外来的威胁时，我们会感受到恐惧。海底轮代表物质，它关乎的是生命自身的存在和延续。智慧并不是它的关注点。有人认为，我们人就被困在这具身体里，解脱或者自由就是冲破这一物质性的限制。其实，也并不完全是这样。这具身体保护着我们的在世性、此在性。如果我们认清它的真相、不执着于它，而是与它为友并激活它，那么，它就会保护我们，为我们提供强大的能量，让我们身心健康，并不断自我突破，达到更高的维度。

正常情况下，海底轮潜伏着的巨大能量并不会爆发。但是，通过不同修习，就可能激活这一能量。这一能量和大地母亲有着内在的关联，它让我们更好地扎根大地、嵌入大地，吸取大地的能量，避免生命根基不稳。

从象征意义上说，海底轮要求我们积累与地元素有关的对象，如，金钱、财富、房产、强壮的身体、稳定的工作和收入、友善的朋友圈、保险、整洁的环境和安全、丰富的食物等。

生殖轮，是第二个重要的脉轮。它的代表元素是水。象征是橙色的六瓣莲花。位置在骶骨。它和生殖腺有关，代表了爱欲、情绪和极性。生殖轮的基本原则是水，是流动，在流动中展现魅力和力量。它具有柔和之美。如水一样，它是接纳性的，在接纳中融合，在拥抱中合一。如水一样，它也是转变性的，因为它，我们孕育生命、享受生命的美好。生殖轮追求快乐。这种对快乐的追求是本能性的，在这种追求中，压力得到释放，自我获得消融。

生殖轮也和情绪有关。在追求快乐中，它也可能不能获得满足，不能达成消融和合一，能量的联结容易被阻断。这就容易累积负能量，带来压抑，导致紧张、痛苦，情绪起伏变化。疏通生殖轮，可让我们自身和自身、和他人、和社会之间达成和谐与平衡。

生殖轮和性能量关系密切。处理性能量的艺术也是处理生殖轮的艺术。生殖轮需要得到发展，就既不能过于封闭，也不能太过开放。

过于封闭，就会拘谨，能量难以释放；过于开放，能量则释放过多，导致身心问题，耗阳折寿。如有意识地并科学地控制性欲则会得到美好的果实。而禁欲，科学地封闭性能量显现，把性能量运用于正义、善良的事业，也会带来全新的美好结果。

脐轮，是第三个重要的脉轮。它的代表元素是火。象征是黄色的十瓣莲花。位置在太阳神经丛。它和胰腺有关，代表生命的力量、意志、转化和自尊。脐轮充满力量，为生命的存在提供基本依凭。它是普拉那能量的动力源。充满力量之人，也意味着他拥有强健的脐轮。脐轮首先表现在消化力（火）上。脐轮强大，胃就强大，就能消化种种食物，获得能量。脐轮也代表意志力，脐轮强大之人，意志坚定、毅力坚韧，勇于面对曲折，迎接挑战，达成更高目标。

脐轮也代表转化的力量。有时也被视为火神。火神是一种象征，象征着从一种存在的状态转向另一种存在状态。脐轮具有这样一种转化的力量，不仅把食物转化成营养、提供能量，它也转化着我们的心理能量和精神能量。拥有强大的脐轮，也意味着能够接纳和转化更多的正／负情绪，改变对身体不适的东西。它如火一样，把对象燃烧，变成有用的能量，或作为废弃物排泄出去。

心轮，是第四个重要的脉轮。它的代表元素是风。象征是绿色的十二瓣莲花。位置在心。它和胸腺有关，代表了呼吸、爱、关系、合一和结合。心轮代表呼吸，它的象征元素风也暗示了和呼吸有关。呼吸就是生命，没有呼吸就没有生命。呼吸是普拉那运行的基本方式。《哈达瑜伽之光》说，心意不稳，呼吸就不稳；呼吸稳定，心意就稳定。心意稳定与否，通过呼吸就可以得到调整，也可以通过扩展心的其他原则而获得调整。

生殖轮提供了生命在生物学意义上的爱的能量，心轮则提供了心理学意义上的爱的能量。人与人之间需要爱，没有爱，世界变得灰暗。爱人之间、父母和孩子之间、兄弟之间、朋友之间因为爱而变得美好。爱也扩展到陌生人，甚至扩展到动物、生物、大地、天空、星星、宇宙。当爱扩展得更大、更深时，生命就和被爱的对象有了更真实的联结，和更大的存在有了联结。当生命之爱没有被压迫、没有被滥用、没有自我设限时，生命会因爱而带来提升。爱存在于关系之中，最基本的也是最重要的关系是和内在的自我的关系。一个人，如果将爱安放在内在的自我中，他就是一个有爱之人。他让自己觉悟到爱的奥秘，也会带领他人体验到爱的奥秘。一切在爱中消融，在爱中合为一体。最后的疗愈只发生在爱中。在爱的最高境界中，呼吸也成了爱——吸气，接纳爱；住气，消融于爱；呼气，分享爱。

喉轮，是第五个重要的脉轮。它的代表元素是空。象征是蓝色的十六瓣莲花。位置在喉咙。它和甲状腺、副甲状腺有关，代表振动、声音、沟通、创造力。喉咙的最大特点是振动。瑜伽哲学认为，这个世界是振动的结果，种子音Om的振动创造了宇宙的一切。Om振动，意味着能量的不规则分布，因为不同的振动频率带来了不同的结果。

振动十分奇妙，振动实验给我们很多有趣的启示。例如，盛着水的铜钵，敲动这个钵体，钵中的水就会产生奇妙的振动，非常具有艺术感，又十分迷人。也有流派用铜钵振动来疗愈身心。这是因为不同的振动频率，带来的体验不同，有些频率让身心感到非常愉悦，而有些则会让我们感到烦躁、不安甚至恐惧。

喉咙是发声器官，它可以发出不同的声音，也就是说，可以发出不同频率的声波能量。演说家，通过声音振动，带来振奋人心的信息。歌唱家，通过声音振动，唱出美妙的旋律，让人们享受音乐之美。喉咙可以发出喜乐、平静、自然、放松的振动之声。当然，喉咙也可以发出愤怒、痛苦、焦虑、无奈的振动之声。通过声音振动，传达了身心内在的信息和意向，在人与人之间甚至人与动物之间发挥沟通和交通的作用。它是沟通的渠道，是振动的器官。也正因为它是沟通之道，就会带来不同的创造。人的创造在沟通中得到发展。这种种的能力和创造，背后则是喉轮能量的支撑。

眉间轮，是第六个重要的脉轮。它的代表是心意。象征是靛蓝的二瓣莲花。位置在双眉之间稍上。它和松果体有关，代表直觉、形象化、想象力、灵视。

眉间轮涉及我们的直觉、直觉力。开发眉间轮，将获得极强的直觉力，打开通向事物本质的通道，透过有限的信息探知对象的本质。就如通过和人进行交流，就可知道对方的需求、担心、恐惧、问题、能力、实现的可能性等。

眉间轮可以让我们拥有自由创造形象的能力，可以自由地想象种种不可思议的可能。眉间轮越开发，想象力和形象化的能力就越强大。在科学探索中，我们需要更强的想象力、直觉力以及形象化的能力。著名科学家特斯拉，据说就拥有极强的形象化能力，甚至可在头脑中进行科学实验，把实验在头脑中形象化。这不是一般说的想象，而是一种"真实的"呈现。

顶轮，是第七个重要的脉轮。它的代表是意识。象征是紫色的千瓣莲花。位置在头顶上百会处。它和脑下垂体有关，代表意识、思想、理解、超越和合一。

相比于前五大元素所代表的前五个脉轮以及第六个重要的脉轮，顶轮更加精微，它触及存在的最高层面、最高维度，涉及天人合一、梵我一如的境界。瑜伽修习，最终就是要把能量从海底轮逐渐上升到顶轮，从而使得生命个体自我的意识和无限的存在的意识融合：身体小我的意识经过一层一层上升的努力，逐次经过一个一个的脉轮，上升，最终和至上意识（天、道、梵、希瓦、纯粹意识）融合。

顶轮也包含思想，包含我们对事物的理解力。顶轮越开发，理解力就越强。宇宙充满种种遮蔽，一般难以看清其本质。但顶轮开发较好的人，就容易理解宇宙的本质、事物的本质，就有可能超越自身的局限，和至高的存在、纯粹的意识达至合一。

第三节　脉轮失衡和平衡

人的身心健康，可以抽象地谈论是因为它是由能量的失衡所引发的。但这还不够。就如中医认为，一个人不健康，可说是由于阴阳这两种能量的失衡引发的。要治病，中医专家就会对这阴阳能量的失衡寻找更加具体的因素。中医认为主要有九种体质，其中八种体质属于阴阳能量失衡引起的。阿育吠陀瑜伽专家认为，人的不健康是因其道夏的失衡引发的。而道夏失衡则包含着非常丰富的内涵，最简单地说，就有风（瓦塔）体质的失衡、火（皮塔）体质的失衡、水（卡法）体质的失衡。

瑜伽认为，人的身心能量的失衡可通过脉轮系统得到更加深入的理解。因为每一个脉轮都对应着人体不同的腺体、器官、组织。每一个脉轮的能量出现问题，也就意味着不同的腺体、器官、组织等碰到了问题。

海底轮失衡，身心可能出现这样一些问题：

风体质的人，容易便秘、直肠脱垂、痔疮、对未知充满恐惧。

火体质的人，容易腹泻、出血性疾病、过敏、溃疡性结肠炎。

水体质的人，容易出现大便黏液、直肠肿瘤、息肉、抑郁症。

在心理上，则容易表现出恐惧、无知、苛刻、不动。

针对海底轮的失衡，可通过瑜伽体位、站桩、曼陀罗、芳疗、按摩、调息、央陀罗观想、海底轮冥想，来重新获得能量的平衡。比如苏磨站桩就是不错的方法，具体如下：

找到安静、空气清新之地，内八字站立，双脚与肩同宽。膝盖微屈，放松。肩膀打开，结苏磨手印，注意力放在脐轮处。自然呼吸，站立15—30分钟。如果需要更好地习练身心，也可将站桩时间延长到60—90分钟。收功。

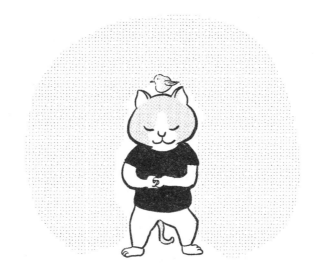

苦磨站桩

　　根据实际需要，站桩也可有不同形式：踮脚式站桩；左右脚单脚提起式站桩；闭眼踮脚站桩；左右单脚提起式闭眼站桩。

　　生殖轮失衡，身心可能出现这样一些问题：

　　风体质的人，容易早泄、性变态、失禁、交媾疼痛。

　　火体质的人，容易有尿道炎、膀胱炎、前列腺炎、肾炎。

　　水体质的人，容易有多尿症、前列腺炎、前列腺增生、糖尿病、肥胖。

　　在心理上，则容易执着、情绪化。

针对生殖轮的失衡，可通过瑜伽体位、站桩、曼陀罗、芳疗、按摩、调息、坦陀罗瑜伽、央陀罗观想、生殖轮冥想，来重新获得能量的平衡和健康。这里，我们推荐生殖轮冥想：

安静的房间，不受干扰。房中可放些鲜花。点上蜡烛，蜡烛最好是橙色的，点上上好的香，或放点适合个人体质的精油。舒适地坐好，腰背挺直，面对蜡烛。结苏磨手印，双眼凝视烛光。看到烛光光环，感受光环包裹着你的身体。凝视烛光柔和的跳动，感受你自己的能量场。通过金色的烛光，感受你被宇宙的金色力量包裹和支撑。直接进入那金光中，感受你自己就是那遍在的光。

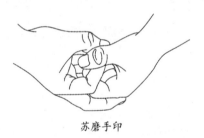

苏磨手印

现在，闭上眼睛，深呼吸。感受呼吸透过你全部的存在，能量随着你的每一个呼吸，感受能量的流动。注意力集中于体液能量的流动。感受血液从心脏流向每一个细胞、滋养每一个细胞，细胞被清洁、被净化，血液再次返回心脏。就如河流一样，开启你的各种流动的通道，让能量畅快地流动。就如湖面上的水波一圈一圈地扩展一样，感受你身体中能量的流动。身体60%~70%由水组成，你似乎为水包围着。你在大海里。感受能量从海底轮逐渐升起进入骨盆。打开骨盆，让能量之波融入你的感性、性欲、创造力、情感。感受能量之波的创造力流遍你整个的存在。就如河流，感受你的自我回到无限的海洋。冲向大海母亲的怀抱，感受她洗涤你的全身，洁净你，滋养你，疗愈你！

脐轮如果失衡，身心可能会出现这样一些问题：

风体质的人，容易消化不稳定、吸收不良、蠕动过速。

火体质的人，容易有肝炎、脾炎、局部性回肠炎、腹泻、痢疾、发烧、皮疹。

水体质的人，容易有肠道黏液、糖尿病、胆结石、阿米巴病、贾第虫病。

在心理上，则容易为情绪控制、心不在焉、反复无常、突然发怒、暴力、绝望、极度自私。

针对脐轮的失衡，可以通过瑜伽体位、站桩、曼陀罗、芳疗、按摩、调息、央陀罗观想、海底轮冥想，来获得能量的平衡和健康。这里重点推荐喜乐脐轮之法。

谈到喜乐、快乐、欢乐，往往以为需要和外在的某个对象相关联。但事实上，喜乐的源头就在于我们自己。我们的本性就是喜乐，我们甚至无须借助任何外在的对象便可获得，并且这个喜乐可以持续，因为喜乐是我们本性的一个基本维度。

静静地观想，让脐轮哈哈发笑。觉知肚脐区位能量不断升起，觉知那不断升起的能量就是我们喜乐的本性，这内在能量本身就是永恒的喜乐，我们曾经是喜乐，我们现在是喜乐，我们未来还是喜乐。

心轮如果失衡，身心可能出现这样一些问题：

风体质的人，容易心悸、心跳过速、心律不齐、心中恐惧。

火体质的人，容易有高血压、心肌炎、心内膜炎、胃灼热、恶心、呕吐、愤怒、过敏。

水体质的人，容易有心动过缓、心肌肥大、高血压、高胆固醇、抑郁症。

在心理上，则容易情绪不平衡，能量进入时，会体验到强烈的个人情感，充满欲望。

针对心轮的失衡，可通过瑜伽体位、站桩、曼陀罗、芳疗、按摩、虔信瑜伽、央陀罗观想、海底轮冥想，来获得能量的平衡和健康。这里重点推荐虔信瑜伽：

对至上者充满爱心和信任，过一种心系至上的爱的生活——可以念诵、阅读、服务、仪式、冥想等。心中有爱，则处处充满爱。要培养一种大爱，从小爱开始。对周围的植物、小动物、同事、朋友、家人、陌生人、大地、森林、水体（湖泊、海洋）、岩石等，带着一种爱的关联。这一爱的意识之培养和实践对内在和外在的健康都具有重要的意义。

喉轮如果失衡，身心可能出现这样一些问题：

风体质的人，容易有甲状腺功能不稳定、声音沙哑、口吃、语言障碍、悲伤。

火体质的人，容易有甲状腺功能亢进、甲状腺炎、喉炎、咽炎、吞咽困难、莫名愤怒。

水体质的人，容易有甲状腺功能亢进、甲状腺肿大、声音沙哑、莫名的抑郁感。

针对喉轮的失衡，可以通过瑜伽体位、站桩、曼陀罗、芳疗、按摩、瑜伽、央陀罗观想、海底轮冥想，来获得能量的平衡和健康。这里重点推荐非常简单的禁语之法：在一定时间内，什么也不说，保持静默。

事实上，不同人对于喉轮的利用很不一样。有些过度利用喉咙而能量不足，甚至导致喉咙沙哑，最厉害的导致喉癌。保护喉咙、发展喉轮，有时最简单的方法就是不定期地禁语。在阿育吠陀瑜伽中，禁语是一种自我疗愈的方式。

眉间轮如果失衡，身心可能出现这样一些问题：

风体质的人，容易有激素失调、失眠、不规则的瓦塔类型头痛。

火体质的人，容易有偏头痛、垂体机能减退（症）。

水体质的人，容易有嗜睡、窦性头痛和瘀血、睡眠呼吸中止症、垂体机能减退（症）。

在心理上，则容易不安、焦虑、唠叨、占有、控制。

针对眉间轮的失衡，可以通过瑜伽体位、站桩、曼陀罗、芳疗、按摩、央陀罗观想、海底轮冥想，来获得能量的平衡和健康。这里重点推荐眉间轮冥想法：

找个安静的房间，不受干扰。点上蜡烛，蜡烛最好是靛蓝色的，点上上好的香或放点精油，以便净化空气，消除消极能量。舒适地坐好，腰背挺直，面对蜡烛。结苏磨手印，凝视烛光，穿越烛光，让光扩展，笼罩你，自我融入光中，感受你就是那遍在的光，就是纯粹的振动能量。

轻轻闭上眼睛，进入冥想状态。缓慢呼吸，放松全身。注意力集中于海底轮，那里的色彩是红的，让那红色的光注满你的存在。意识上升到生殖轮，注意那里的色彩是橙色的，让橙色的光注满你的存在。意识上升到脐轮，注意那里的色彩是黄色的，让黄色的光注满你的存在。意识上升到心轮，注意那里的色彩是绿色的，让绿色的光注满你的存在。意识上升到喉轮，注意那里的色彩是蓝色的，让蓝色的光注满你的存在。意识上升到眉间轮，注意眉间处，在那里，所有色彩融合，在那融合中，觉知金色的月光，或许出现明月。吸收所有的能量振动，同时充满感恩地离开那境界。

顶轮如果失衡，身心可能出现这样一些问题：

风体质的人，容易缺乏专注力、有先天性癫痫症、失眠、精神幻象。

火体质的人，容易批判、完美主义、执着成功、控制、出现幻觉、有自杀念头。

水体质的人，容易厌倦、抑郁、出现幻象。

在心理上，则容易迷惑、持续地担忧、分裂、意识受限。

针对顶轮的失衡，可以通过瑜伽体位、站桩、曼陀罗、芳疗、按摩、央陀罗观想、海底轮冥想，来获得能量的平衡和健康。这里重点推荐智慧瑜伽。

跟从导师，学习非二元论智慧瑜伽哲学①，通过智性明了自我真谛，臻达自由之境。

第四节 调息可以促进脉轮平衡

脉轮存在多种不同的状态，如：各大重要的脉轮都比较弱；某个或几个脉轮较弱，但其他脉轮正常；某个脉轮超级强盛，其他脉轮正常；某个脉轮较强，其他脉轮较弱；各个脉轮都正常；各个脉轮都比较强。

作为能量中心，脉轮需要正常地运行。但由于先天条件、生活方式、饮食、工作、运动、环境、压力等限制因素，使得某一个脉轮过度消耗，或者发生堵塞，或者没有得到足够的滋养，从而引发脉轮能量失衡。

可以通过改善生活方式、饮食、运动、调息和冥想等来改善脉轮的状况。在传统的哈达瑜伽经典《哈达瑜伽之光》中，强调通过体位、经络净化、调息法、身印等，让左右脉的能量进入中脉，以达成瑜伽的最高目标（三摩地、末那摩尼）。可以通过不同的调息法来改善和提升某个脉轮、整体的脉轮能量。为什么调息法能够改善脉轮？

---

① 这里，可以研读非二元论的吠檀多瑜伽哲学原典，如《九种奥义书》《薄伽梵歌》《直抵瑜伽圣境：〈八曲仙人之歌〉义疏》《智慧瑜伽：商羯罗的〈自我知识〉》《智慧瑜伽之光：商羯罗的〈分辨宝鬘〉》《至上瑜伽：瓦希斯塔瑜伽》《瑜伽喜乐之光》，等等。

每天我们都在消耗普拉那能量，生命需要不断补充能量。呼吸可有效地补充普拉那能量，通过饮食也可以获得普拉那能量，通过不同感官感知外在世界而获得普拉那能量，也可通过建立有效、和谐的人际关系而获得普拉那能量。因为身体结构的先天安排，呼吸系统是人获得普拉那能量的一种重要方式，人不能脱离这一方式。调息特别重要，调息是有意识地对呼吸进行自主控制。

人的呼吸长度、呼吸频率、呼吸方式等影响着人的寿命和身心健康。通过有意识地自主呼吸控制，就能调控能量鞘。有研究表明，增加呼吸气流的长度，可延长身体的寿命。减少呼吸气流的长度，就会缩短身体的寿命。

《吠陀经》认为，人的寿命可以达到100岁，每分钟呼吸12—13次。据说，今天人类的呼吸频率大概是每分钟15—16次，也就是寿命缩短了。其他动物，大象每分钟呼吸11—12次，寿命可达100年。乌龟每分钟呼吸4—5次，寿命可达150年，甚至更高。而猴子每分钟呼吸31—32次，寿命约20年。兔子每分钟呼吸38—39次，寿命只有8年左右。这些研究获得的数据启示我们，呼吸关乎寿命长短，科学调控，可以延长寿命。

为此，这本小书提供了大量的调息法。当然，我们一直强调的是：练习不同的调息法都必须要得到合格导师的正确指导。

本书的第十三章，提供关于七大脉轮的调息法，还有两个小脉轮的调息法。不过，其他的调息法，有的也可被视为指向不同脉轮的调息法。很多基本的调息法，尽管不是直接针对某一个脉轮的，却可在整体上改善脉轮。也就是，有的调息法是基本的，有助于每一个脉轮的净化和提升，而有的调息法只是特别针对某一个脉轮的净化和提升。这个是需要我们读者注意的。

第七章

调息与人的圆满

　　作为瑜伽行者，无论怎样理解瑜伽，都可把它理解为个体自我走向更加圆满的生命的一种方式。而作为瑜伽八支之一的调息，从能量和能量鞘的角度，为我们获得身心自由和生命的圆满提供了一种实践之道。把握人的圆满和自由的真实含义，我们就会更好地利用调息这一艺术，臻达真实的生命之圆满。

第一节　瑜伽八支是自由之路

　　帕坦伽利为瑜伽人编撰了一部不朽的经典《瑜伽经》，这部经典让他跻身伟大的哲学家之列。他编撰这部经典，不是对知识的爱好，也不是哲学家的冲动，而是一个觉悟者、解脱者试图为人的生命获得自由和圆满之境所探索而留下的印迹。

帕坦伽利认为，人要臻达生命的圆满、要走向自由，可通过瑜伽达成。而达成瑜伽有两条道路，一条是不执之路，一条是修习之路。

不执之路，即通过哲学的沉思，达成一种超然之境。这种超然之境是什么？根据帕坦伽利所持有的数论哲学，这种超然之境意味着认识到了最高的原人，放下了对现象世界中一切对象的执着，种种对象不再给他带来束缚。

数论哲学主张，世上的一切都是由原质（自然）造化而成。原质分为三个维度，也称为三德，即萨埵（善良，sattva）、罗阇（激情，rajas）和答磨（愚昧，tamas）。世上一切对象都离不开原质的三个维度。其中，动力因则是罗阇。正因为罗阇的运动，导致了世界的演化，也正因为罗阇的力量，这个世界才如此纷繁复杂。

一般来说，萨埵代表正义、光明的力量，罗阇代表创造、动能的力量，答磨代表惰性、摧毁的力量。三德各有各的功能和价值，我们要用一种平衡的观点来理解它们。

很多人可能只认可萨埵。然而，从高维往下看，我们会说，萨埵、罗阇和答磨是三种相对独立、没有高低之分的能量存在。如何处理三者关系、和这三种形式的能量和谐相处，这是生命的关键。顺便说一下，在印度神话中，创造神梵天代表罗阇能量，维系神毗湿奴代表萨埵能量，毁灭神希瓦代表答磨能量。这三大神分别代表了这三种能量，也代表了三种不同的功能和作用。

这里非常重要的思想是，这三种能量分别代表着存在的三个维度，三德本身没有好坏、是非、高下之分，它们分别承担三种不同的职责——创造、维系和毁灭。在物质世界中，这三种功能必不可少。当我们知道了这个道理，我们就不需要对存在的不同力量主张道德层面的对错判断，或者价值层面的好坏判断。对于生命的成长，这样的理解是革命性的。修习瑜伽，探讨瑜伽哲学，寻求觉悟或解脱，并不是只要认可诸如萨埵的力量，而是要清楚如何去面对萨埵、罗阇和答磨这三种不同的能量。

对数论哲学来说，要明白自我不是三德，不是三德所演化出来的任何对象，而是要明白自我是纯粹的自我即原人。认识到这一点，生命就解脱了、觉悟了，就自由了，就达成了哲学的目标，达成了生命的圆满。只是帕坦伽利的瑜伽认为，只通过哲学的沉思、只明白我们是原人，而不是原质，不是三德所演化的一切，并不能真正达成解脱、觉悟、自由，我们还需要通过瑜伽实践，去证悟、亲证这样的道理，只有通过亲证自我是原人而不是原质，我们才能真正臻达生命的最终圆满。

那么，如何才能亲证到这样的道理呢？帕坦伽利说，通过瑜伽修习之道。《瑜伽经》为修习之道提供了诸多具体的法门、方法、道路、手段，让瑜伽界印象深刻的是，帕坦伽利为我们提供了一条系统的瑜伽实践之路，即阿斯汤伽之路，即八支瑜伽之路。

在帕坦伽利《瑜伽经》之前，奥义书已经提出了瑜伽六支之道。《弥勒奥义书》就提出调息、制感、冥想、专注、观照和三摩地六支之路。帕坦伽利则提供了更加完整、完善的修习系统，特别是，他增加了禁制和劝制这两支伦理道德的道路。沿着帕坦伽利提供的瑜伽实践路线，就可不断净化身心，控制心意，最终达到分离原人和原质的最高境界。可以说，《瑜伽经》或它所持有的数论哲学为我们达到哲学上的不执提供了基础，而它所提供的阿斯汤迦瑜伽之路，则帮助我们在实践上踏上生命的自由之路，即摆脱三德对我们的钳制，回到自我的本真状态，正如《瑜伽经》所说的："见者安住在其自身的本性中。"（1.3）[1]

第二节 作为瑜伽八支之一的调息

调息是阿斯汤伽瑜伽八支中的第四支，属于外支。

有人说，瑜伽八支就如修行的梯子，从下而上，一档一档往上攀登。意思是说，八支瑜伽是有先后修习次第的。先练习禁制，再练习劝制，再次是体式练习，然后逐次练习调息、制感、专注、冥想，直到三摩地。如果前一支还没有修好，就去修后面的一支，是不能修好瑜伽的。如果这样，那么很多人的瑜伽是很难走到后面几支的，因为修好第一支和第二支就已经非常困难了。这个次第修法的思想，尽管不少人也坚持，但实践中似乎极少人真这样实践，换言之，我们无法

---

[1] 帕坦伽利：《〈瑜伽经〉直译精解》，王志成，译注，四川人民出版社，2019年，第7页。

完美地做到第一、第二支的要求之后才开始实践其他各支。

也有人认为，瑜伽八支就如一个瑜伽圈或瑜伽轮，代表八个方向，瑜伽轮的中心是自由，是解脱，是独存，是生命的圆满。而八个方向上每一个方向都可以通向中心、通向最高的目标。因此，可以从第一支开始修习，也可以多支一起修习，也可以围绕其中的一支来修习，同修其他各支。

也有人认为，通过体位法的修习，就可以达到三摩地。哈达瑜伽的发展和壮大显然强调了体位的重要性。也有人认为，通过调息可以达到瑜伽的至高境界，如《哈达瑜伽之光》所肯定的。

这里还有几个小问题。第一，三摩地在这八支中是独立的一支，可以单独修习吗？而根据帕坦伽利的观点，专注、冥想和三摩地这三支是内支，不能分开，因为专注是基础，冥想是专注的深入，三摩地是冥想的深入。用瑜伽轮的思想来解释八支似乎不够圆满。第二，如果三摩地作为一支，那么，它是最后的目标吗？从帕坦伽利的解释看，三摩地是瑜伽的目标。我们也知道，三摩地有不同的境界，也就是说，有不同层次的三摩地。这里，三摩地是目标，但这个目标的达成有层次。所以，不是直接修习三摩地，而是通过修习诸如冥想等，自然达到三摩地的不同层次。

调息是瑜伽八支中的第四支，这一支在瑜伽中应该是非常重要的一支。调息涉及方方面面，呼吸生理学、调息的本质、调息和普拉那能量的关系、调息和体质的关系、调息和五鞘的关系、调息和脉轮之间的关系，以及调息和自由之关系。

调息涉及能量。调息的核心是能量，即普拉那能量。哈达瑜伽就是要通过调息、身印等手段，把左脉、右脉的能量引导进中脉，直到最终的三摩地。从这里看，调息本身就可能达至三摩地。但在大部分情况下，我们并没有看到调息直接抵达三摩地。但我们首先充分认识到了调息对我们身体的能量运行和身心健康的密切关系和巨大作用。

帕坦伽利所谈论的调息，其用意实质是指通过调息来除去内在光辉之上的遮蔽物。《瑜伽经》第一位注释者毗耶娑（Vyasa）就认为："瑜伽士修习调息，遮蔽分辨力的业得以消除。……通过修习调息，这种业变弱，每时每刻在消失"，"没有比调息更高的苦行，由此污垢消除，知识光芒闪耀"。[①]

在帕坦伽利这里，调息作为八支的一支，重点似乎不是在能量上，也就是说，他所谈论的调息，其重点旨在消除"遮蔽分辨力的业"。

我们一般谈论调息，如果基于帕坦伽利所坚持的，即瑜伽是约束心的波动，那么，我们就难以重视调息中的普拉那能量本身，重点就会放在通过调息去消除所谓的遮蔽分辨力的业；如果我们基于哈达瑜伽，显然我们就会高度重视调息中对普拉那能量的激活、导引、控制、运用和转化层面上。由此可以看到，哈达瑜伽中有着更多的调息法。中国道家中的调息（导引）修习系统也是如此，注重身心能量即

---

① 钵颠阇利：《瑜伽经》，黄宝生，译，商务印书馆，2016年，第74页。

气的激活、导引、控制、运用和转化，最终，通过能量的提升，达成生命的圆满。

第三节　调息通往自由

我们在第二章已经谈到调息的意思是"生命力的控制、扩展或延伸"。我们人在这世上的存在依赖于生命力，也就是普拉那。

生命首先需要获得先天普拉那，也就是先天元气。没有这个先天元气，生命就不能出现在世上。同样，生命也需要后天普拉那，需要后天之气来提供生命力。

生命的先天元气由诸多因素决定，但当下的生命不再能够决定先天元气，只能接受。当然，从阿育吠陀优生学的角度看，可以为生命的后代尽可能提供更优良的先天元气。这里我们所关心的是在已获得先天元气的情况下，如何通过后天的努力来改变或改善生命的质量。

后天的普拉那能量来自我们的生活方式、饮食方式、社会和个人的关系、冥想、调息，等等。健康的生活方式往往预示着更加健康和长寿。而生活方式的选择还要考虑诸多条件，特别要考虑个体体质的差异。

饮食对健康十分重要。饮食似乎经历三个阶段。

第一，吃得饱阶段。这一阶段，受制于自然条件、技术条件或其他特定的条件，吃饱就是最大的追求。历史上，大部分时间，人类都处在追求吃得饱阶段。而动物世界，动物基本都处于追求饱食的状态。

第二，吃得好阶段。随着生产力的发展和技术的进步，食物更丰富了。追求吃得好就成了人的追求。当然，不少人又太过，太过追求滋补品，追求过多的山珍海味，从而营养过剩，引发各种身心疾病。

第三，吃得对阶段。吃得对，在阿育吠陀看来，就是要根据自身的体质合理安排饮食。《阿育吠陀瑜伽》《健康的身体 有趣的灵魂》[①]比较全面地讲述了不同体质如何吃得对，如何选择合适自身体质的水果、蔬菜、鱼肉类等。健康是吃出来的，只有吃对了，才真正带来健康。因为正确的饮食才能带来合适的普拉那能量。

冥想也带来普拉那能量。冥想是朝内之路，是持续的专注之路，给内心带来宁静和光明，赋予生命普拉那能量。不少身体问题都可通过冥想而得到缓解甚至消除。当然，不同的冥想方法，会带来诸多不同的身心变化。如果找到适合自身体质的冥想方式，坚持冥想，就可以保持心的稳定，也会变得更加智慧和自在。

调息是带来后天普拉那能量的最直接的方式。调息带来的普拉那能量和饮食带来的普拉那能量不能简单互换，它们都是普拉那能量，但它们展示的方式并不同。生命可以在一定时间内没有食物来提供能量，而依靠身体本身支撑一段时间。但生命不能没有呼吸，如果没有呼吸，很短时间内生命就会窒息而亡。

---

① 参见王志成：《阿育吠陀瑜伽》，四川人民出版社，2018年；王志成：《健康的身体 有趣的灵魂》，四川人民出版社，2020年。

科学上，我们能理解呼吸提供了生命运转所需要的氧气。我们吸入氧气，呼出二氧化碳，红细胞将吸入的氧气输送到身体的各个组织器官，包括大脑、心脏、肾脏，还有我们的免疫系统。缺氧情况下，这些器官的功能就会受到阻碍，从而会影响正常的生命代谢。

对此，瑜伽哲学则有更深一层的理解。瑜伽认为调息涉及的是精微的普拉那能量。吸入的氧气确实提供了能量，但氧气本身并不是普拉那能量，而是普拉那能量的一种重要载体。身体的各种组织和全部的器官都需要不同层面的普拉那能量，需要通过不同的载体来运输、交换这些能量。

因此，调息所带来的能量对生命十分重要，对生命的延续至关重要，对生命的觉醒和自由同样至关重要。呼吸是自发的，本质上，并不需要我们去自主地控制。然而，呼吸也是可被主动有意识地管控的。通过不同的呼吸方式调整，可以更加有效地服务于我们的养生、驻颜、健康、生命的成长和提升。

调息是对普拉那能量的"管理"，包含能量的控制、扩展或延伸。当生命的能量可从外界自由获得，又能够畅达身体的不同部位，每个细胞、每个组织和器官都运行良好，生命就会获得极大的自由。

在瑜伽中，调息是一条通向自由的道路，是通向自由大门的一种推动力，也是获得力量的一个源泉。

第四节　调息和三摩地

　　练习调息的过程，或许单调，或许短时间内感到没有什么特别的效果。然而，只要选择适合自身体质的调息法，就会感受生命力的扩展，气脉的运行，细胞、组织和器官的滋养，精力和活力充沛，就会走向生命的更新和迭代，就会觉知到自身是新的，自我是熠熠发光的。

　　调息的方法多种多样，不同的调息法可以达成不同的目标，带来不同的结果。但最终，可消除生命前行之道上的遮蔽之物，臻达三摩地。

　　有的调息法重在滋养生命的机体，有的调息法注重增强生命的能量，有的调息重在激活能量中心（脉轮），有的则疗愈机体的身心疾病，有的重在转化能量，还有的则重提升生命的能量。无论哪种调息之法，都是普拉那能量在做功；无论是哪种调息之法，都是吸取、扩展、管控普拉那能量；无论是哪种调息之法，都会增强生命的自信，增加生命的力量，延年益寿，实现自我；无论是哪种调息之法，都会给生命带来内在的自由。调息给生命带来内在自由的同时，也伴随着生命个体诸多的外在自由，如身心健康本身就是自由。并且，因为身心健康和内在的自由，就使得生命迈向更大、更高维度的自由。

下篇

调息实践

Part 2

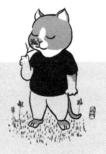

第八章

身体调息法

本章开始，讲述各种调息实践法。这一章，我们先讲述身体调息法。

在讲述身体调息法之前，关于调息和呼吸，我们再次强调一下。

调息并不等同于呼吸，但调息基于呼吸。呼吸是被动自发的，而调息是有意识的、主动的。呼吸人人都会，但调息并不是人人都会的。调息是有意识、有觉知的呼吸。同时，在多种调息中也突出了住气的重要性。但只要是有意识、有觉知的呼吸，就可以被视为调息。本书中，有些调息法可能并不一定要称为调息法，也可以叫作呼吸法。但因为我们强调呼吸中的觉知以及呼吸中的主动意识和控制，我们把人们通常称为呼吸法的，都统称为调息法，如胸式呼吸法，我们称之为胸式调息法。

调息是功能性的，调息涉及生命精微的能量，这是我们始终需要记住的。因为是功能性的，涉及精微的能量系统，这就需要我们牢记：**必须要在合格的导师指导下练习调息法！千万不可自行盲目练习！**

下面，我们开始讲解调息。需要注意的是，我们在本书中所讲解的调息法，有些并不是我们提倡练习的。读者在阅读时，需要十分留意、仔细分辨。

第一节 肩式调息法

从空气进入肺部的深浅可以将调息分为四种：上位调息、中位调息、低位调息和完全调息。上位调息，就是肩式调息、锁骨式调息、高胸式调息、肺上叶式调息；中位调息，也称为肋骨调息、肋间调息；低位调息，也被称为腹式调息、深度调息、横膈膜调息；完全调息法，包含了上述三种调息之优点。

肩式调息法，也称为锁骨式调息法或高胸式调息法，是一种上位调息法。

方法：

第一，仰卧，或舒适的坐姿，闭上眼睛，放松全身，静心。

第二，让胸部和腹部保持不动。

第三，肩胛骨和锁骨微微上耸，同时稍微用力吸气，感受并觉知到肩部（肺上叶）吸入一小部分空气。

第四，放松肩胛骨和锁骨，缓慢呼气，排出肩部（肺上叶）吸入的气体。

第五，循环以上动作。习练过程中，保持均匀的呼吸节奏。

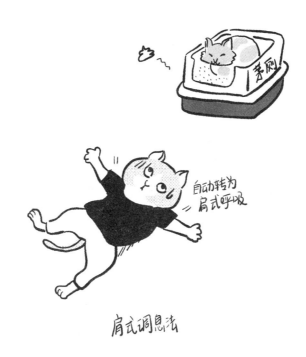

肩式调息法

作用：

肩式调息法是诸多调息法中最差的一种，并不值得提倡，因为它对健康不利。这种调息法容易引发发音器官、呼吸道等的潜在问题。但是，在重病时，或者在某些特殊情况下，如空气污浊时，身体会自动调成肩式调息。这是一种触发身体自我保护的调息法。

提醒：

重病时，身体虚弱，往往被动地采取这种调息法。而空气污浊时，身体自动调节而采取肩式调息，是人体自我保护的一种呼吸方式。当然，在这一情况下，我们应该及时离开污浊的空气环境，或及时改善环境质量。我们需要注意并强调的是：**如果有意坚持做肩式调息，会持续地给身体带来伤害，切不可主动为之。**

第二节 胸式调息法

胸式调息法，一种以肋骨和胸骨活动为主的调息运动。据研究，不少女性都是胸式呼吸。一些重病患者也容易采取胸式呼吸。自主而有意识地采用肋骨和胸骨活动为主的呼吸，就是胸式调息。

方法：

站式、坐式，或者任何瑜伽坐姿，或仰卧均可。具体如下：

第一，双手放在两侧，不要施加任何压力。如采取站式，就要让骨盆保持中立位。

第二，收缩腹部，缓慢吸气。在腹腔壁内收前提下，感觉肋骨架下部升高并向两侧推出。

第三，腹腔壁持续内收，然后缓慢呼气，感觉肋骨架回落。

第四，吸气与呼气过程中，要始终收缩腹部。

第五，保持吸气、呼气各4次，早晚可各练习108次。

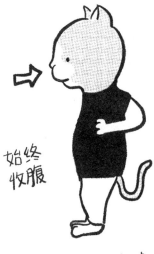

始终
收腹

胸式调息法

作用：

有意识地习练胸式调息，可以强化腹肌肌力，镇静心脏，净化血液，改善循环。

提醒：

长期进行胸式调息习练，会导致中下肺叶得不到很好的锻炼，肺叶容易老化、弹性减退，导致呼吸功能下降，而无法获得充足的氧气，不利身体健康。因此，我们并不提倡胸式调息。

第三节　腹式调息法

腹式调息，又称为低位调息、深度调息、横膈膜调息。这一调息的要点是横膈膜的上下移动：吸气时，横膈膜下降，脏器被挤到腹部下方，腹腔膨胀增大；呼气时，横膈膜比平常状态上抬，进行深度呼气，呼出停滞在肺底部的废气。腹式调息简单易学，站、立、坐、卧皆可，随时可行。但是，仰卧效果更佳。

方法：

第一，仰卧，躺在床上或瑜伽垫上；也可采取舒适的坐姿。

第二，一只手放在腹部肚脐处，全身放松，先做2—3个自然呼吸。

第三，吸气，同时横膈膜下降，最大限度地向外扩张腹部，这时腹部鼓起如瓶，但胸部保持不动。

第四，住气。初期练习时，可以不住气。若住气，则宜住气2—3秒。随着习练水平提升，可以延长住气时间。

第五，呼气，横膈膜自然上抬，最大限度向内收缩腹部，把废气

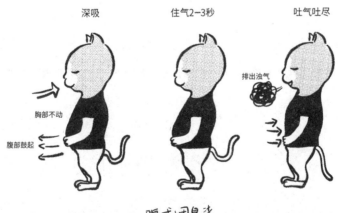

腹式调息法

从肺部排出。

第六，呼气时，可以通过鼻腔，也可以同时通过鼻腔和嘴巴（主要是通过嘴巴）呼出。

第七，如此循环。保持每次呼吸的节奏，体验横膈膜上下的运动和腹部起落。

作用：

腹式调息法作用较大。古人曾说：呼吸到脐，寿与天齐！

第一，改善肺功能。腹式调息能最大限度地扩张胸廓，让肺下部肺泡有效伸缩，从而获得更多氧气进入肺部，改善肺功能。

第二，改善脏器功能。可改善脾胃功能，舒肝利胆。对高血压病人很有裨益。

第三，可使皮肤细腻，具有美容祛斑的功能。

第四，延年益寿。中医认为，呼吸入腰，百病全消。如能每天坚持腹式调息，则可以气血充盈，精力充沛，达到延寿之效果。

提醒：

腹式调息的关键是，呼和吸均要均匀、深长而缓慢。吸气、呼气，都要尽量达到"极限"，即，吸到不能再吸，呼到不能再呼。同时要注意的是，腹部也要相应地收缩与胀大。

每次习练5—15分钟。若身体条件允许，则可适当延长习练时间。

呼吸过程中如有口津溢出，可徐徐下咽，意念送至下腹。

第四节　完全调息法

完全调息法，一般又被称为瑜伽完全呼吸法。它结合、吸收了上述肩式、胸式、腹式这几种调息法的优点，同时又避免了它们各自的缺点。

完全调息法调动肺的上部、中部和下部，每个肺泡、所有的呼吸肌都参与调息运动，因而调息效果更佳。

方法：

第一，采取舒适的坐姿，也可以采取站式，一手放在腹部，一手放在肋骨处，做2—3个自然呼吸。

第二，鼻腔缓缓吸气；随着吸气，气体充满肺部下半部；同时，横膈膜下沉，腹部缓慢鼓起。

第三，气体缓慢充满肺部中部。

第四，气体缓慢充满肺部上半部；突出上胸部，胸部抬起。

第五，下腹部微微收紧，支撑整个肺部，并帮助气体充满肺部上半部。

第六，气体充满整个肺部，吸气量达到肺部最大容量。

第七，住气2—3秒钟。习练成熟后，有能力者可恰当延长住气时间。

第八，通过缓缓呼气。呼气时，首先放松胸部上部，再逐次放松胸部中部、下部和腹部。

第九，微微用力收缩腹肌，肺部之废气呼净。

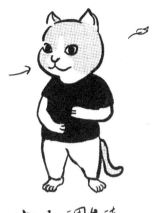

完全调息法

作用：

第一，增加供氧量，补充营养，净化血液。

第二，强化肺部组织。增强抵抗力。

第三，发展和加强横膈膜和胸腔。

第四，提高活力、耐力，恢复健康。

第五，促进血液循环，带来更佳的面容气色。

提醒：

练习时一定要集中精力，始终保持呼吸顺畅。

每次习练5—15分钟，不建议习练太长时间。住气时长，一定要根据自身体质和肺部功能合理练习。

呼吸过程中如有口津溢出，可徐徐下咽，意念送至下腹。

第五节　逆腹式调息法

逆腹式调息与腹式调息正好相反。逆腹式调息，吸气时腹部自然内收，呼气时腹部自然外鼓。逆腹式调息，生理学上又称为变容呼吸，吸气时腹肌收缩，腹壁回缩、内凹，横隔肌随之收缩上升，腹腔容积变小；呼气时，腹肌放松，腹壁隆起，横隔肌下降还原，使腹腔容积变大。相应的，在生理学上，腹式调息被称作等容呼吸。

方法：

第一，采取舒适的坐姿，或散盘、单盘、双盘。也可坐在椅子上，腰挺直但不挺胸。站式也可，但效果没有坐式好。

第二，鼻子自然吸气。

不必在意呼吸的深浅、速度，不必在意胸部或腹部是否膨出，也

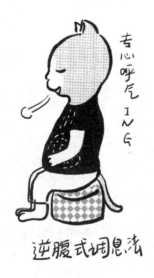

逆腹式调息法

不必在意吸入与呼出气息时呼吸支点的位置。顺其自然即可。

逆腹式调息重点是呼气。

第三，口腔缓慢呼气，同时启动和引导内在气息。口腔缓慢呼气时，注意调整口型，嘴唇微微撮起。

第四，随呼气将内在气息输送到腹部，建立呼吸支点。

第五，有意地将气息贮存在腹部。

第六，无须控制腹部的膨出和回缩，只专心于呼气即可。

一般习练时间5—10分钟。

作用：

第一，增加肺活量，增强吐故纳新的能力。我们平时呼吸并不能把肺部的气体全部排出，总有些气体残留。逆腹式调息，能够最大限度地让这些残留气体和外界得到交换。

第二，提升肺的机能。肺是保护人体的屏障。现代医学表明，70%以上死亡的直接原因是肺衰竭。所以，提升肺的机能非常重要。

第三，促进大脑供氧。避免因大脑供氧不足带来的麻烦和问题。

第四，对帮助疗愈胃肠疾患、下腹部疾患起效快。

提醒：

逆腹式调息的重点在于把气息送到腹部。所以，进行逆腹式调息的关键就在于呼气。要留意在呼气过程中将内在气息缓缓送到腹部，而不去管腹部如何运动。

第六节　脑调息法

脑调息法，一般称为"脑呼吸"法，由韩国"脑呼吸"理论的创立者李承宪提出。

人类的呼吸机理，从物质能量层面来看，其实就是吸进氧气、再吐出二氧化碳的一个运动过程。从身体组织角度来看，呼吸主要在肺部进行。而从化学和生理的角度看，人体的细胞都在呼吸。人脑对于生命非常重要。人脑的重量大约占人体总体重的2%，但却消耗了大约20%的身体能量。从生理角度来看，呼吸可以改善脑部的血流速度和血流量，给人脑提供更多的氧气，给人脑的神经回路提供更多的能量，让人脑保持清醒和活力。

我们这里介绍的脑呼吸，并不是简单重复李承宪系统阐发的脑呼吸思想和方法。这里主要是基于保罗·麦克里恩（Paul D. MacLean）1970年提出的三重脑理论的一种调息法。根据三重脑理论，人脑有三个脑，即古老脑（爬行脑）、哺乳脑（情绪脑）和新脑（视觉脑）。脑调息法主要就是针对这三脑展开的。

方法：

第一，身心放松，采取舒服的站式或坐式或躺式，闭眼，3—5个自然呼吸。

第二，通过鼻腔缓慢吸气，注意力放在新脑（视觉脑），感受脑皮层在吸收氧气。根据身体实际情况，吸气时间可长可短。

第三，住气3—5秒。感受氧气进入新脑所有的细胞中。

第四，通过鼻腔缓慢呼气。感受新脑皮层所有的不适都随呼气而散发出去。

第五，通过鼻腔缓慢吸气。注意力放在哺乳脑（情绪脑），感受氧气和能量从百会进入哺乳脑。根据身体实际情况，吸气时间可长可短。

第六，住气3—5秒。感受氧气进入脑的所有细胞中。

第七，通过鼻腔缓慢呼气。感受哺乳脑中所有的不适都随呼气而散发出去。

第八，通过鼻腔缓慢吸气。注意力放在古老脑，也就是放在爬行脑，在脑干，吸气时，感受氧气和能量从百会进入古老脑。根据身体实际情况，吸气时间可长可短。

第九，住气3—5秒。感受氧气和能量都进入古老脑，进入古老脑所有的细胞。

第十，通过鼻腔缓慢呼气。感受古老脑所有的不适都随呼气而散发出去。

第十一，通过鼻腔缓慢吸气。感受整个脑在吸收宇宙能量、在净化脑。

第十二，住气3—5秒。感受整个脑内内外外被金色之光照亮。

第十三，通过鼻腔缓慢呼气。感受整个脑向外散发光芒。

以上，从新脑、哺乳脑、古老脑到整体人脑，吸气、住气和呼气，一次为一轮，总共可做7轮。根据身体实际情况，可以逐次增加到14轮，最后可达21轮。

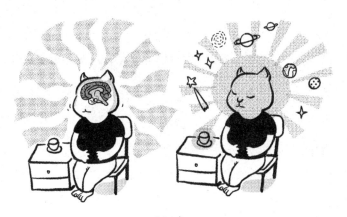

脑调息法

作用：

脑调息法是一种非常实用的现代意义上的调息法。

第一，净化新脑（视觉脑），消除混乱的、无关的信息，具有更强的理性分辨力、觉知力。

第二，净化哺乳脑（情绪脑），安抚情绪，稳定心意。情绪反应更加具有可控性、合理性、有效性。

第三，净化古老脑（爬行脑），人脑充满能量，增强自我疗愈力。

第四，这一调息法可以疗愈偏头痛、失眠、头脑闭塞感、耳鸣、乏力、疲劳感等。

提醒：

第一，要在安静之地、空气清洁之地习练。

第二，精神疾病患者不可习练。

第七节　鼻尖式调息法

鼻尖式调息法，一般又称为鼻尖式呼吸法，由国内医学科普作家、养生专家王涛首次提出。这也是对调息的一种全新认识。传统的调息法或呼吸控制法，基本都是局部性的，难以真正使得所有的呼吸肌都发挥出作用。这一鼻尖式调息法可用最简单的方法使得呼吸肌有效发挥出作用。

鼻子很重要，因为它统领着呼吸系统的自律运行，也统领着医学意义上所有的呼吸肌。根据王涛的观点，这一调息法是一种整体的、完全的呼吸方法，是一种最深的呼吸方法。它将氧气完美地、全面地运行到身体各个部分，身体获得更全面的氧气，获得更大的活力，还将体内的浊气全面排出。他认为，鼻尖式呼吸是意念呼吸，是通过思维来控制呼吸。也即，意念呼吸将被动的呼吸模式，转变为由思维意识运动去主动控制的自主性呼吸模式，可视为一种呼吸模式的革命。也就是说，鼻尖式呼吸是一种有意识的调息。下面的具体方法，我们在王涛的基础上做了部分修改。

方法：

第一，放松，站立坐卧皆可，随时可行，自然呼吸3—5次。

第二，把意念放在鼻尖的位置，可从鼻子肌肉左右两侧往鼻尖处落定。

第三，聚集精神，注意力始终放在鼻尖处，自然呼吸。

第四，自然呼吸时，可以吸气计数，也可不计数，而只是默观鼻尖呼吸。

　　第五，吸气和呼气的长短可以自己控制，如吸气5秒、呼气5秒；或者吸气5秒，呼气8秒。

　　第六，也可采取吸气—住气—呼气的模式。吸气、住气和呼气之间的时间比例，开始应该1:1:1，如吸气5秒、住气5秒、呼气5秒。根据身体实际，逐渐缓慢地、最终可按照1:4:2的比例来习练，即吸气3秒、住气12秒、呼气6秒。对于普通大众，1:4:2的比例是很有难度的，可根据自身的实际情况降低要求，如1:2:1，即吸气3秒、住气6秒、呼气3秒。总体上，以身体和呼吸舒畅为要。

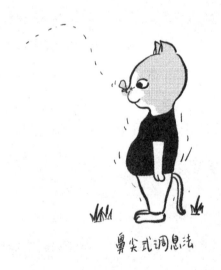

鼻尖式调息法

　　第七，每次可练习5—15分钟。

　　第八，当逐步练习、已成自然之后，只要意识或者注意力放在鼻尖处，就应该开始鼻尖式调息。

作用：

第一，带动全身肌肉运动。鼻尖式调息，当意识稳稳地停留在鼻尖处、呼吸启动时，胸部和腹部的肌肉就立即开始紧缩，并带动肩膀、大腿、小腿的肌肉运动。

第二，鼻尖式调息是一种最轻松、最有效、最全面的肌肉"微"运动模式。

提醒：

这一调息法看上去十分简单，但大部分人并没有意识到它的特殊性和有效性。当我们重视这一调息法的时候，它的作用就会显现出来。这一调息法安全有效，没有什么副作用。

第八节　背部摇晃呼吸法

呼吸有深浅，浅呼吸容易导致身体出现某些问题。背部摇晃调息法，不仅可以改善脊椎歪斜，还可以深化呼吸。

身体本身具有自我调整的能力。我们会自发地伸懒腰、打哈欠，这样的身体动作反应深化了我们的呼吸。但现实中，因为生活方式不尽合理，社会和个人现实压力大，还有某些活动方式的局限，身体的交感和副交感神经经常容易出现失调。失调的后果之一可能是脊椎歪斜。日本的龙村修说，呼吸紊乱让脊椎歪斜，而反过来，脊椎歪斜让呼吸变浅。龙村修建议的背部摇晃调息法，就可以改善脊椎歪斜，从而深化我们的呼吸。下面的具体方法，我们在龙村修的基础上做了部分修改。

方法：

背部摇晃调息法有四种基本的方式：

第一，左右摇晃调息。放松地坐在椅子上或盘坐。结苏磨手印。闭上眼睛，身体缓慢地左右摇晃，动作和幅度无须过大。自然呼吸，开始练习时不要住气；习练一段时间后，可以配合3—5秒钟的住气。同时内观，观照体内脊椎的左右晃动，感受脊椎的能量变化。可持续练习3—5分钟。

第二，前后晃动调息。放松地坐在椅子上或盘坐。结苏磨手印。闭上眼睛，身体缓慢地前后摇晃，动作和幅度无须过大。自然呼吸，开始练习时不要住气；习练一段时间后，可以配合3—5秒钟的住气。同时内观，观照体内脊椎的前后晃动。晃动一些时间后，开始感受小周天能量运行，也就是感受能量从腹部（脐轮，以神阙、气海为中心）、会阴（海底轮）、尾闾、命门、玉枕、百会（顶轮）、眉间（眉间轮）、膻中（心轮）、神阙、气海，再到会阴（海底轮）这一周期循环路线运行，这一周期循环的路线形状如椭圆，能量就在这个椭圆形的轨道上循环运行。这时候，注意力集中放在这个椭圆形的轨道上，这个椭圆不仅前后晃动，能量也在其中运转。可持续实践3—5分钟，或更久。

这能量的运转，在我们学习练习的开端是通过意念来引导的。练习时间久了，就会有气感运转。

　　第三，旋转摇晃调息。放松地坐在椅子上或盘坐。结苏磨手印。闭上眼睛，身体缓慢地做顺时针摇晃，动作幅度要小。自然呼吸，开始练习时不要住气；习练一段时间后，可以配合3—5秒钟的住气。动作幅度虽小，但需特别觉知脊椎底部的变化。一般顺时针摇晃30—60秒后，可改为逆时针摇晃。这样，顺、逆运转达到相对平衡。

　　第四，自由摇晃调息。放松地坐在椅子上或盘坐。结苏磨手印。闭上眼睛，身体缓慢地按照自身当前的感受或前后晃动或左右晃动或旋转摇晃，动作和幅度要小。自然呼吸，开始练习时不要住气；习练一段时间后，可以配合3—5秒钟的住气。在摇晃运转中，动作幅度要小，但要时刻倾听身体的"声音"。

　　以上四种，自由摇晃调息最佳。

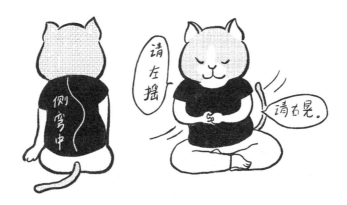

背部摇晃呼吸法

作用：

第一，深化呼吸。

第二，改善身体不平衡状态，改善脊柱僵硬。

第三，平衡交感和副交感神经，稳定情绪，促进身体康复。

提醒：

摇晃的幅度不能大，动作也不能快。重点是觉知身体、觉知脊椎，特别是觉知能量在脊椎下部以及脊椎上下的流畅运行。

<h2 style="text-align:center">第九节　蛹动调息法</h2>

蛹，昆虫从幼虫变化为成虫的一种过渡形态。蛹动调息法，就是通过模仿蛹的运动模式而发展出来的一种将运动和呼吸结合起来的调息法。

方法：

第一，采取站式，双腿自然松软，身心放松，结苏磨手印，做5—8个自然呼吸。

第二，觉知首先放在尾椎部，伴随双臂和双掌搂气，蛹动尾椎，做7次。

第三，觉知在腰椎，伴随双臂和双掌搂气，蛹动腰椎，做7次。

第四，觉知在胸椎，伴随双臂和双掌搂气，蛹动胸椎，做7次。（胸椎活动是有限的，但以蛹动方式锻炼十分重要。）

第五，觉知在颈椎，伴随双臂和双掌搂气，蛹动颈椎，做7次。

尾椎、腰椎、胸椎和颈椎，哪里不适，就多蠕动那个部位。

蠕动时可以闭上眼睛，向内观照。若有哪里不适，观照点就放在哪里。若身体没有不适，则可观照普拉那能量沿着脊椎流动、弥散，感受手掌、手臂的气感。

第六，双臂缓慢下垂，双腿自然伸直，成松静站式。双臂上举，掌心向上，意念接受天地之普拉那，自然呼吸，放松，双手自然落下。做三次。双手落下后，结苏磨手印，自然呼吸，意守丹田，感受身心愉悦。

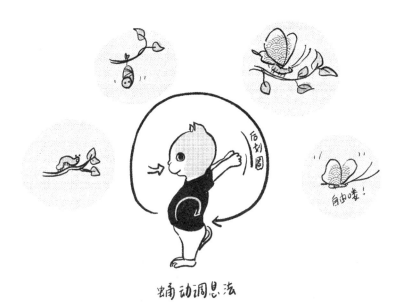

蠕动调息法

作用：

第一、调理尾椎、腰椎、胸椎和颈椎，普拉那能量更加流畅。

第二、有助于打开劳宫穴，激发手三阴经、手阳经，打开肩部的云门、巨骨、肩髃、肩髎、天髎、肩井等穴位。

第三，有助于打通中脉。

第四，有助于开启眉间轮，促进智慧开发。

提醒：

如果尾椎、腰椎、胸椎和颈椎的某处有问题，就要特别注意，蛹动的动作幅度和力度就不能太猛、太刚。另外，这一调息法特别要重视意念和气息的流动，使得普拉那能量更有效地启动，而不是完全依赖蛹动这一体位动作。

第十节　脚跟调息法

庄子说："真人之息以踵，众人之息以喉。"但我们很多人还不能完全明白庄子说的踵息的意思。踵，就是脚跟。脚跟呼吸或者调息，讲究的是呼吸的深度，也即是，呼吸可以到达脚跟。当然，我们这里讲的脚跟调息，就是要启动深度的呼吸，来活化经络，促进能量周天循环，可以说是一种养生驻颜之法。

方法：

第一，平躺，闭眼，自然呼吸3—5次。

第二，脚板用力后勾，用意念吸气，涌泉穴、脚底、十个脚趾吸气。

第三，气从脚底到腹部（下丹田，脐轮），住气3—5秒。

第四，缓慢呼气。

第五，意守下丹田。

吸气时，可紧握拳头。吸气、住气和呼气时间，可以根据身体的实际情况进行调整。

还可以更进一步，具体如下：

第六，脚板用力后勾，用意念吸气，涌泉穴、脚底、十个脚趾吸气。

第七，吸气时，意念带气到双腿，再到下丹田、到上丹田，住气3—5秒。

第八，缓慢呼气，意念带气从上丹田到下丹田，再到四肢。

第九，意守下丹田。

吸气时，可紧握拳头。吸气、住气和呼气时间，可以根据身体的实际情况进行调整。

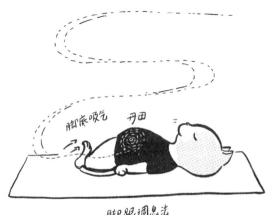

脚跟调息法

作用：

第一，拉伸膀胱经，可调理惊悸、月经不调。

第二，可调理阳痿遗精、肾气不足。

第三，促进左脉、右脉（或任督两脉）畅通。

第四，有助于改善耳鸣、鼻塞、头痛。

提醒：

这一调息法在各种场合都可以实践，无副作用。

第十一节　皮肤调息法

中国近现代道教领袖人物陈撄宁先生受到庄子启发，提出"听呼吸"法门，实践"心息相依"。在"听呼吸"之法的基础上，延伸出简易可行的"听皮肤"之法。此方法，我们也称为皮肤调息法。皮肤调息，意思是注意力不在身体的某个地方，而是整体地观照全身的皮肤与外界之间的"气息交换"。这个"观"，就如仔细"听"皮肤呼吸。根据我们的瑜伽实践，归纳要点如下：

方法：

第一，站、坐、卧皆可。闭眼，做自然呼吸3—5次。

第二，自然吸气，不采用任何其他特定的吸气之法。或者，根据自身呼吸的习惯之法进行呼吸。

第三，意念在全身皮肤。用"心"聆听、感受、观照皮肤吸气，感受外在的普拉那能量从身体四周的每一处进入皮肤。

第四，呼气。用"心"听内在的气息通过全身的皮肤向外散开，同时感受体内的浊气、废气排出体外。

第五，每次习练可以在15分钟以上。

如此，用"心"聆听观照气息通过全身一开一阖，练习时间久了，全身皮肤毛窍真气氤氲。

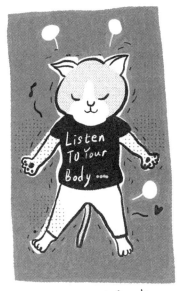

皮肤调息法

作用：

第一，排毒养颜。

第二，提升免疫力，延年益寿。

第三，持久修习，可入胎息。

提醒：

练习这一调息法，要特别注意四周的空气要清新，不要在风口、风热、风寒之地练习。

第九章

五气调息法

关于五气，读者可以参看《唱赞奥义书》等古典奥义书。我们之前也做了比较清楚的讨论。

五气源于普拉那。原初普拉那进一步分为次一级普拉那，即五气，分别是：命根气、下行气、上行气、平行气和遍行气。

五气大致对应着五大元素。一般而言，地对应命根气，水对应下行气，火对应平行气，风对应遍行气，空对应上行气。

五气大致对应着五大脉轮。一般而言，海底轮对应命根气，生殖轮对应下行气，脐轮对应平行气，心轮对应遍行气，喉轮对应上行气。

五气调息，目的就是调理、强化某个次一级的普拉那。对于五气调息系统，弗劳利（Darid Frawley）曾经做过系统整理。我们在这一章提供的五气调息法，参考了他的方法。

第一节 命根气调息法

命根气，梵文和普拉那一样，即prana，字面的意思是通过吃、呼吸、谈论以感官印迹、情绪和思想的方式向内运动。显然，命根气的获得不仅是通过呼吸。不过，我们这里谈的主要是通过调息来强化或调理命根气。命根气，在身体上的位置是：脑、心、肺、眼、鼻、舌。它发挥的主要功能是呼吸、吞食、打喷嚏、吐（口水等）。命根气调息的核心在脑。

方法：

第一，采取站式，或坐式。

第二，持续腹式呼吸5—7次。（也可以根据身体实际情况，做胸式呼吸、腹式呼吸、逆腹式呼吸。对瑜伽人，我们推荐腹式呼吸或逆腹式呼吸。）

第三，通过鼻腔吸气，意念感受普拉那能量从鼻腔进入头脑。

第四，意念感受从鼻腔进入头脑的能量集中到双眼之间的意窍（即眉间轮、上丹田、第三眼），命根气集中于意窍。眉间轮关乎生死，可说是"出则死，入则生"。要守护这一意窍，避免过多的命根气从这里散逸出去。李谨伯先生就说过，可以通过"返观内照，长生久视"避免命根气散发。

第五，住气。把集中于眉间轮的命根气想象成一个脑内闪亮的光球。住气3—5秒，也可随着习练的成熟度再适当延长。

第六，通过鼻腔呼气，同时，意念也随之通过眉间轮呼气。

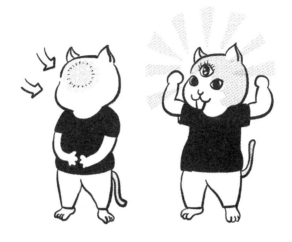

命根气调息法

以上吸气和呼气，也可通过左鼻腔和右鼻腔交替进行。

第七，实践5—15分钟。

作用：

命根气调息法可以疗愈心意、感官、头部、神经系统的各种毛病，对于鼻窦炎、伤风头痛、神经衰弱、头脑疲劳十分有效。它给大脑充电，使得头脑清明，充满活力。

命根气调息法特别适合风型（瓦塔）体质之人。

提醒：

命根气调息法也可通过意念想象加以强化。

关于呼吸的方式，切记：不要用口腔吸气！

第二节　上行气调息法

上行气，梵文udana，意思是通过呼气、说话、努力、意志、动机向上运动的普拉那能量。上行气，在身体上的位置是：脖子、喉咙、脐区、心肺。它的功能主要体现在发出声音、说话、唱诵、使力——如提起重物时的用力。上行气调息的核心在口腔、嘴巴，涉及思想、意志的向上运动。

方法：

第一，空气清新之地，站式或坐式。

第二，放松身心，做3—5次自然呼吸。

第三，通过口腔吸气。

第四，住气3—5秒，也可随着习练的成熟度再适当延长。通过意

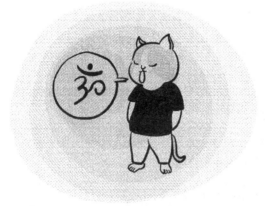

上行气调息法

念把普拉纳能量集中在喉轮处。

第五，口腔呼气，同时发出洪亮的唵（Om）音。

喉轮，宇宙之音、言说和振动的中心。如深蓝的莲花，上行气在喉轮处。呼气时，能量升起，像光球一样从唵（Om）声中扩展，包裹身体以及身体周围的一切，直至扩展到整个宇宙。

第六，实践3—5分钟。

作用：

上行气调息法有助于疗愈喉咙区和声带疾病，防止喉咙疼痛，促进声音甜美，提供生命活力。这一调息法还可提高自我表达力，演讲者、歌唱者可多习练，有助于提升演讲、歌唱的能力，更雄辩，更有艺术魅力。也有人喉轮可能尚未开发，但却过度使用喉轮，这容易导致喉咙病变。上行气调息法可以滋养喉轮，促进喉轮的开发。

提醒：

由于上行气调息法是用口腔调息的，所以对于周边空气的质量要求比较高。千万不能在空气污浊、不干净的地方习练。

另外，这一调息法每次习练3—5分钟就足够了，习练时间不能太长。

第三节 下行气调息法

下行气，梵文apana，通过大小便、生殖的力量向下、向外运动的普拉那能量。下行气，在身体上的位置是：下腹、直肠、大肠、膀胱、生殖器、大腿和肚脐。它的主要功能体现为：用力生胎、撒尿、排便、射精、排出月经，向下使劲。下行气调息的核心在海底轮（又称为阴跷穴、会阴穴、生死穴），能量和大地结合，并扎根大地。

方法：

第一，采纳站式或坐式，放松身心，自然呼吸3—5个。

第二，吸气。

呼吸方式，建议采用逆腹式呼吸，意念观想能量随着气息被带到脊柱底部，带到海底轮（会阴穴），吸气的同时收缩会阴。

这里要注意区分会阴收缩和肛门收缩。男性习练者把注意力集中在阴囊根部与肛门连线的中点凹处，女性则集中于大阴唇后联合与肛门连线的中点凹处。收缩这中点凹处，就是会阴收缩。如果注意力集中在肛门处，收缩之，就是收缩肛门。

第三，住气3—5秒，也可随着习练的成熟度再适当延长。保持会阴收缩，体会能量在海底轮的弥散和扩张。

第四，呼气。放松会阴，感受能量从下腹部深蓝的倒三角（即海底轮）通过双腿如闪电般直达地心，身上的浊气和毒素通过脚底涌泉穴以及脚趾排入地心。

第五，实践5—15分钟。

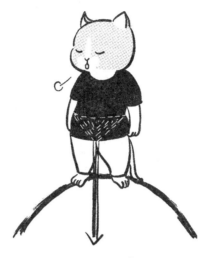

下行气调息法

作用：

下行气调息法有助于疗愈生殖、泌尿、排泄系统的疾病，可帮助疗愈便秘、腹泻、经期问题以及性无能。这一调息法也可以增强身体的免疫力，预防疾病。

下行气调息法非常适合风型（瓦塔）体质和水型（卡法）体质之人。

提醒：

当今世界，不少人下行气能量存在障碍，体质虚寒，特别是一些风型（瓦塔）体质和水型（卡法）体质之人。

第四节 平行气调息法

平行气，梵文samana，通过消化、吸收、体内平衡，从外到内地收缩能量。平行气，在身体上的位置：脐区，胃部，小肠，排泄、流汗的通道。它的主要功能是消化食物，分离消化的食物，向下输送废物。平行气调息的核心在腹部或肚脐或下丹田，目的是专注和平衡普拉纳能量。

方法：

第一，采纳站式或坐式，放松身心，自然呼吸3—5个。

第二，意念观想普拉纳，如一个多彩的能量球，从整个宇宙、星系、外在世界、远处的地平线进入腹中、进入丹田，并变小，光辉灿灿。

第三，吸气（可做深度腹式吸气）。意念观想火一样的能量被带到肚脐，感受强大的胃火，可以消化任何食物。

第四，住气。意念集中于肚脐，观想胃火燃烧消化食物。住气3—5秒，也可随着习练的成熟度再适当延长。

第五，呼气。能量从肚脐向外扩展，带给身体所有的组织，包括心意充足的能量。

第六，实践5—15分钟。

平行气调息法的修法变体：

第一，双手合十，或结苏磨手印。

第二，缓慢细长地吸气。意念观想整个宇宙能量朝自己的腹部汇聚。

第三，不住气。

第四，呼气。意念观想能量从腹部向四周缓慢扩散，达到各个组织，达到四肢、手指、脚趾，达到头部，达到全身皮肤。

第五，实践5—15分钟。

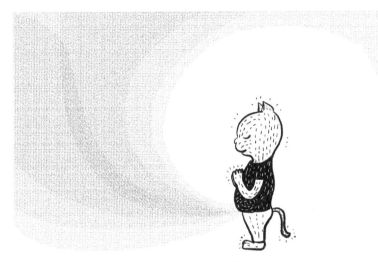

平行气调息法

作用：

平行气调息法有助于疗愈肝、胆囊、胃、小肠等消化系统的疾病，有助于促进胃口以及消化食物，有助于治愈溃疡，有助于体内平衡、促进新陈代谢，影响身心平衡。人们常说，胃口好，一切好。胃口好不好，和平行气关系密切。所以，要让胃口好、有一个好的胃，就应注意改善我们的平行气。肠胃不佳、消化有问题的人特别适合习练这一调息法。

从阿育吠陀瑜伽角度看，平行气调息法增加皮塔能量。

平行气调息法特别适合风型（瓦塔）体质之人、水型（卡法）体质之人。

第五节　遍行气调息法

遍行气，梵文vyana，通过伸展肢体、促进末梢循环从内而外地扩展能量。遍行气，在身体中的位置发端胸部，遍布全身。它的主要功能是影响血液和淋巴的循环，影响身体的运动以及血液外流和身体出汗。

遍行气调息的核心在心脏，从心脏遍布全身，并扩展到体外，目的是开启心肺区，并从心肺扩展到全身以及外在世界。

方法：

第一，采纳站式，放松，自然呼吸3—5次。

第二，深呼吸。可以做腹式调息、逆腹式调息或完全调息之吸气，双臂尽可能打开，让心肺充满能量。

第三，住气。双臂保持张开，意念观想能量通过血管从心脏扩展，直至全身四肢百骸。住气3—5秒，也可随着习练的成熟度再适当延长。

第四，意念观想能量通过手脚扩展到外面，扩展到整个外部世界。

第五，呼气。手臂收回到心脏处，双臂交叉。

第六，意念观想遍行气就如绿色的轮子，螺旋形旋转，从心脏不断散发着光能。感受自己的心脏是一切生命创造的中心。

第七，实践5—15分钟。

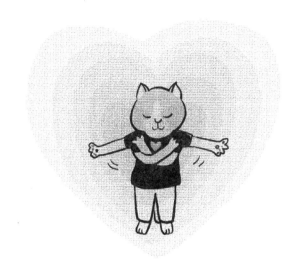

遍行气 调息法

作用：

遍行气调息法有助于疗愈循环系统和肌肉、骨骼系统的疾病，有助于消除肺部问题，改善心脏、关节，消除哮喘和紧张。

从阿育吠陀瑜伽角度看，遍行气调息法增加特伽斯（tejas）能量，这一能量可以强化我们的活力和力量。

提醒：

为了让习练效果更佳有效，要重视配合冥想的内容。

第十章

瓦塔体质调息法

本书第十章、十一章、十二章介绍针对三种主要体质——瓦塔（风型）、皮塔（火型）、卡法（水型）体质的调息法。

本章开始讲解适用于瓦塔体质的调息法。

根据阿育吠陀瑜伽，风型体质之人，主导元素是风和空。其中，影响最大的元素是风。这种体质之人，其基本的特征是，皮肤、头发、嘴唇、舌头都比较干，结肠干枯、容易便秘，声音嘶哑；体型较小，肌肉不发达，骨头轻，睡眠质量差；手脚冰凉，身体僵硬；女性月经容易不规则；关节差，指甲容易开裂；走路快，说话快，眼睛转动快，心意不安，观念变化快；脑子转动快，点子多；喉咙干，容易打嗝。简单地说，这种体质的人，身体胃火不足，水地能量不足，漂浮。

针对这些特征，瓦塔体质合理的调息方式就是要增加火能量、水能量和地能量，并要强化能量间的平衡和稳定。

因此，适合风型体质之人的调息法主要有：左右脉经络净化调
息法、乌加依调息法、蜂鸣（嗡声）调息法、间断调息法。

第一节 左右脉经络净化调息法

左右脉经络净化调息法（Nadi Shodhana Pranayama），目的是清
理普拉那能量的通道。Nadi，经脉，能量的通道；Shodhana，净化、
清洁之意。由于有左脉和右脉，因此可译成左右脉经络净化调息法。
在《瑜伽是一场冒险》一书中，我们把这一调息法视为调息之王。
《哈达瑜伽之光》对这一调息法也有详细的介绍。事实上，对不同体
质之人，这一调息法都可以练习，并且它还有不同的变体形式。左右
脉经络净化调息法对平衡能量十分有益。

方法：

第一，坐法。可以莲花坐，但并不是必须，可以根据实际情况，
采取其他坐法，也可采纳站式，或坐在凳子上。如若身体不便，躺着
也可。

第二，左右鼻腔交替呼吸。左鼻腔吸气，住气，右鼻腔呼气；
右鼻腔吸气，并尽可能绵长，住气，左鼻腔缓缓呼气。如此，完整
一轮。

第三，以上经脉净化调息，可以在早上、中午、下午和晚上进行。但习练之地四周空气环境必须良好。

第四，在以上净化调息中，吸气、住气和呼气往往有一个理想的比例。据说，最理想的比例是1:4:2，也就是，吸气、住气和呼气之间的时长比例是1:4:2。

但是，每个人的身体实际情况不同，切不可强求做到1:4:2这样的比例。所有的习练者一定要坚持自然原则，坚持适合身体自然原则，根据实际，缓慢、自然地接近这个比例。达不到这一比例也没有关系，你完全可以按照1:1:1的比例去练习。这里提供几个阶梯性的习练指导，可根据实际按照阶梯逐渐练习。

◎ 第一阶梯

第一，右手大拇指按住右鼻孔，左鼻孔吸气，心中默念Ommmmmmm，直到吸气完成，感觉舒适。

第二，右手无名指按住左鼻孔，松开按在右鼻孔上的大拇指。右鼻孔呼气，心中默念Ommmmmmm，直到呼气完成，感觉舒适。

第三，无名指继续按住左鼻孔，右鼻孔吸气，心中默念Ommmmmmm，直到吸气完成，感觉舒适。

第四，大拇指按住右鼻孔，松开按在左鼻孔上的无名指，左鼻孔呼气，心中默念Ommmmmmm，直到呼气完成，感觉舒适。

其间，吸气和呼气时间，可以从4秒慢慢提升到10秒。

可以单独习练5—10分钟。练习中，口腔若有津液溢出，请缓缓k咽下。

◎　第二阶梯

在第一阶梯基础上，缓慢拉长吸气时间，同时，同倍延长呼气时间。

可以单独习练5—10分钟。练习中，口腔若有津液溢出，请缓缓咽下。

◎　第三阶梯

第一，大拇指按住右鼻孔，左鼻孔吸气，心中默念Ommmmmmm，直到吸气完成，感觉舒适。

第二，住气。

第三，无名指按住左鼻孔，松开按在右鼻孔上的大拇指。通过右鼻孔呼气，心中默念Ommmmmmm，直到呼气完成，感觉舒适。

第四，无名指继续按住左鼻孔，右鼻孔吸气，心中默念Ommmmmmm，直到吸气完成，感觉舒适。

第五，住气。

第六，大拇指按住右鼻孔，松开按在左鼻孔上的无名指，左鼻孔呼气，心中默念Ommmmmmm，直到呼气完成，感觉舒适。

以上，吸气、住气和呼气时长比例是1∶1∶1。

可以习练5—15分钟。练习中，口腔若有津液溢出，请缓缓咽下。

◎　第四阶梯

在第三阶梯基础上，吸气、住气和呼气时长比是1∶1∶2。

◎　第五阶梯

在第四阶梯基础上，吸气、住气和呼气时长比是1∶2∶2。

◎ 第六阶梯

在第五阶梯基础上，吸气、住气和呼气时长比是1∶3∶2。

◎ 第七阶梯

在第六阶梯基础上，吸气、住气和呼气时长比是1∶4∶2。

以上，吸气、住气和呼气的比例要根据上述指导，一步一步根据身体实际逐渐完成。

另外，无论在哪一个阶梯，吸气、呼气、住气时，都可加入收颌收束法和会阴收束法，从而更好地修习这一调息法。收颌收束法和会阴收束法分别如下：

首先练习加入收颌收束：

左鼻腔吸气，住气，收颌收束；松开收颌收束，右鼻腔呼气；右鼻腔吸气，住气，收颌收束；松开收颌收束，左鼻腔呼气。

再加入会阴收束：

左鼻腔吸气，住气，收颌收束，再会阴收束；住气，足够时长

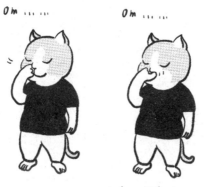

左右脉经络净化调息法

后，先松开会阴收束，再松开收颔收束，右鼻腔呼气；右鼻腔吸气，
住气，收颔收束，再会阴收束；住气，足够时长后，先松开会阴收
束，再松开收颔收束，左鼻腔呼气。

作用：

在以上调息过程中，身体可能会出现各种反应：第一阶段出汗；
第二阶段脊柱会感到悸动；第三阶段最高级，会有一种达到所要达到
的、实现所要实现的圆满之感。

左右脉经络净化调息法实用、安全，无须很深的理论表达，是所
有调息法中最好的，可以把它视为调息之王。《哈达瑜伽之光》说，
事实上，这一调息法具备其他各种住气法的效用，只要习练了它，也
就无须习练《哈达瑜伽之光》中提到的其他各种住气法了。[①]

提醒：

左右脉经络净化调息法，可以根据练习者自身体质的实际情况，
来决定做多少轮。有时一次可以做到八十轮。必须要注意的是，切不
可强求自己一定要做到多少轮，一定记住：在住气阶段不可强行憋气。
若无法住气，就一定不要住气。同时，吸气和呼气，尽可能绵长、缓
慢、均匀。在空气污浊之地，不应该习练左右脉经脉净化调息法。

在这一调息过程中，因为专注和调息本身的能量，身体一般容易
出汗。对于汗水，合理的做法是：让汗水自然干掉。切记：出汗后绝
对不要立即洗澡，更不能洗冷水澡；也不要进入空调冷气房。若需补

---

① 王志成：《瑜伽之海》（第二版），四川人民出版社，2016年，第123页。

充水分，一次量也不能太大。要缓缓饮水，并且是温水。也可以用自己的汗水给自己按摩，包括按摩自己的脸部以及其他重要部位。（可参见《哈达瑜伽之光》2.13）

对于我们普通习练者，做基础的调息就可以了，能坚持做第三、第四阶梯的调息就非常好了。

对于吸气、住气和呼气时间不断延长的调息，一定需要在合格的导师指导下练习，切不可擅自蛮学蛮练。

第二节　乌加依调息法

乌加依，Ujjayi，字面意思是"胜利的"，词根ji，意思是"征服"，或"通过征服获得某种东西"，前缀ud的意思是"约束""束缚"。Ujjayi的意思可被理解为从束缚中获得自在的调息方法。乌加依调息法也被称为喉式调息法、最胜调息法、成功式调息法。在这一调息法中，肺部得到完全的扩展，胸部就如强大的征服者一样挺胸自信。

方法：

这一调息法可以分几个阶梯进行：

◎　第一阶梯

第一，仰卧，也可以采纳站式、坐式，甚至在散步时习练。但仰卧或坐式，效果会更好。

第二，放松，做三个自然呼吸。

第三，双侧鼻腔缓缓吸气，吸气时带着声音（这是因为关闭了部分声门），感受命根气在喉咙和心脏之间的运行。

第四，左鼻腔呼气（可以用右手大拇指轻压右鼻孔。初期，不要在意左右鼻腔呼气）。

以上，吸气和呼气的比例为1:1。

◎　第二阶梯

第一，仰卧，也可以采纳站式、坐式，甚至在散步时习练。但仰卧或坐式，效果会更好。

第二，双侧鼻腔缓缓地吸气，吸气时带着声音（这是因为关闭了部分声门），感受命根气在喉咙和心脏之间的运行。

第三，左鼻腔呼气（可以用右手大拇指轻压右鼻孔）。

在第一阶梯基础上，第二阶梯的习练可以适当延长吸气时长和呼气时长，比例可取1:2。

◎　第三阶梯

第一，仰卧，也可以采纳站式、坐式，甚至在散步时习练。但仰卧或坐式，效果会更好。

第二，放松，做三个自然呼吸。

第三，双侧鼻腔缓缓地吸气，吸气时带着声音（这是因为关闭了部分声门），感受命根气在喉咙和心脏之间的运行。

第四，住气，感受能量到达头发、到达指尖。

第五，左鼻腔呼气。

在习练中延长吸气、住气和呼气时间，三者的比例可以首先是

1:1:1，再是1:1:2，最后可达1:4:2。

◎ 第四阶梯

第一，仰卧，也可以采纳站式、坐式，甚至在散步时习练。但仰卧或坐式，效果会更好。

第二，放松，做三个自然呼吸。

第三，双侧鼻腔缓缓地吸气，吸气时带着声音（这是因为关闭了部分声门），感受命根气在喉咙和心脏之间的运行。

第四，收颌收束，同时住气，感受能量到达头发、到达指尖。

第五，松开收颌收束，同时左鼻腔呼气。

第六，通过双侧鼻腔缓缓地吸气，收颌收束，再会阴收束，同时住气。

第七，松开会阴收束，松开收颌收束，左鼻腔呼气。

在习练中延长吸气、住气和呼气时间，三者的比例可以先是1:1:1，再是1:1:2，最后可以达到1:4:2。

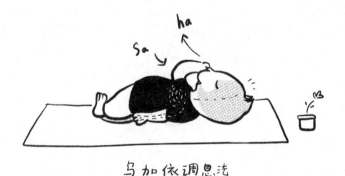

乌加依调息法

作用：

作为整体的修法，乌加依调息法特别适合风型体质的人。

由于乌加依调息法包含着太阳脉贯穿法的住气，这一修法可以消除喉咙中的痰液，减少水能，消除水肿，增加胃火，有助于疗愈有关经脉的疾病。

从阿育吠陀瑜伽角度看，乌加依调息法非常殊胜，可平衡风能和水能，可以延年益寿。另外，此法也可以用于调整血压。对于低血压者，方法是鼻腔缓慢吸气，在通过口腔相对快而少地呼气。而对于高血压者，方法是鼻腔缓慢吸气，再通过鼻腔延长呼气。

提醒：

无论何时都可以习练乌加依调息法。但是，一般运动的时候不习练住气。

乌加依调息法的提升习练：在轻轻关闭部分声门时，发出（和意念一起）柔和的沙（sa）音，呼气时则发出（和意念一起）柔和的哈（ha）音。

另外，第四阶梯的练习难度较大，必须要谨慎地在合格的导师指导下习练。

第三节　蜂鸣调息法

蜂鸣调息法，Bhramari Pranayama，也译为嗡声调息法。Bhramari的意思是黑色的大黄蜂。在调息时，这一调息法会发出柔和的嗡嗡的蜂鸣声，就如黑色的大黄蜂发出来的声音。

方法：

《哈达瑜伽之光》和《格兰达本集》都提供了蜂鸣调息法的基本修习方法。具体方法，我们可以在三个阶梯上逐步实践：

◎ 第一阶梯

第一，一般晚上练习，最好单独一人，处静僻之地，不受干扰。盘坐，或坐在椅子上习练。

第二，闭上嘴巴。双侧鼻腔大声地细长吸气，吸气时带着声音（可模仿打鼾声），感受命根气运行在喉轮和心轮之间。

第三，不要住气。

第四，缓慢呼气，呼气时发出雌黄蜂般低沉柔和的嗡嗡声。

斯瓦米·库瓦拉雅南达说，大声吸气，会产生类似雄蜂发出的嗡嗡声，而缓慢呼气则发出类似雌蜂低沉的嗡嗡声音。通过持续习练，容易抵达瑜伽修行者所能达到的喜乐之态。

◎ 第二阶梯

第一，一般晚上练习，最好单独一人，处静僻之地，不受干扰。盘坐，或坐在椅子上习练。

第二，闭上嘴巴。双侧鼻腔大声地细长吸气，吸气时带着声音（可模仿打鼾声），感受命根气运行在喉轮和心轮之间。

第三，住气，注意力集中于眉间轮。

第四，缓慢呼气，细细感受和觉知嗡嗡声。

◎ 第三阶梯

第一，一般晚上练习，最好单独一人，处静僻之地，不受干扰。

第二，闭上嘴巴。双侧鼻腔大声地细长吸气，吸气时带着声音（可模仿打鼾声），感受命根气运行在喉轮和心轮之间。

第三，住气，注意力集中于眉间轮，同时，收颔收束（适应后，可再会阴收束）。

第四，松开（会阴收束和）收颔收束。

第五，鼻子缓慢呼气，发出嗡嗡声。

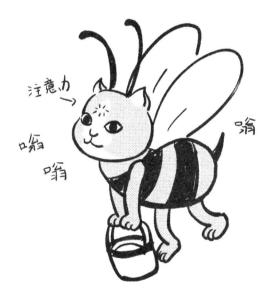

蜂鸣调息法

作用：

蜂鸣调息法可以缓解身心压力以及大脑的紧张，有助于消除焦虑和失眠症状，改善嗓音，改善喉轮。

这一调息法有助于活跃副交感神经，有益于心意的平静和神经系统的稳定。

对于普通修习者，学习第一阶梯就可以了。要学习第二、第三阶梯，一定要在合格的导师指导下练习。

提醒：

蜂鸣调息法不适合仰卧时习练。耳部感染者也不适合习练。

第四节　间断调息法

各种调息法中的呼吸，有的是连续的、不间断的，有的则是不连续、间断的。间断调息法，顾名思义，就是在吸气和呼气中不是单一的吸气和呼气，而是在吸气和呼气中包含着至少一次或一次以上的间断。通过这一调息法练习，可以逐渐延长呼吸时长。

方法：

这一调息法，最好仰卧习练。我们可通过若干阶梯来习练。

◎　第一阶梯：加入间断吸气

第一，放松，仰卧，舌顶上腭，自然呼吸。

第二，深深吸气，吸满；然后深深呼气，尽可能呼尽。

第三，吸气2—3秒，停顿2—3秒，继续吸气。停顿时，横膈膜保持稳定不动。继续吸气时，横膈膜要稳定，不要松懈。通过几个间断性的吸气，把气吸满。

开始习练时，只可做2次间断吸气。随着习练加深，每次间断性吸气的次数可以自然增加。但是，要根据自身身体实际，身体出现任何不适就要立刻停止练习。

第四、缓慢呼气，逐渐放松横膈膜。

以上为一轮，可逐渐连续习练49轮，再逐渐缓慢上升到108轮。

◎ 第二阶梯：加入间断呼气

第一，放松，仰卧，舌顶上腭，自然呼吸。

第二，深深吸气，吸满；然后深深呼气，尽可能呼尽。

第三，不间断地吸气，吸满。

第四，住气2—3秒。

第五，呼气2—3秒，停顿2—3秒，呼气，直到呼尽。

开始习练时，只可做2次间断呼气。随着习练加深，每次间断性呼气的次数可以自然增加到4—5次。但是，要根据自身身体实际，身体出现任何不适就要立刻停止练习。

另外，要逐渐放松对腹部的控制。

以上为一轮，可逐渐连续习练49轮，再逐渐缓慢上升到108轮。

◎ 第三阶梯：加入间断吸气和间断呼气

第一，放松，仰卧，舌顶上腭，自然呼吸。

第二，深深吸气，吸满；然后深呼气，尽可能呼尽。

第三，吸气2—3秒，停顿2—3秒，继续吸气。停顿时，横膈膜保持稳定不动。继续吸气时，横膈膜稳定，不要松懈。通过几个间断吸气，把气吸满。

开始习练时，只可做2次间断吸气。随着习练加深，每次间断性吸气的次数可以自然增加。但是，要根据自身身体实际，身体出现任何不适就要立刻停止练习。

第四，呼气2—3秒，停顿2—3秒，继续呼气，直到呼尽。

开始习练时，只可做2次间断呼气。随着习练加深，每次间断性呼气的次数可以自然增加到4—5次。但是，要根据自身身体实际，身体出现任何不适就要立刻停止练习。

另外，要逐渐放松对腹部的控制。

以上为一轮，可以逐渐连续习练21轮，再逐渐缓慢上升到49轮。

如果要继续提升这一调息法，可采取坐式，并根据上述三个阶梯，根据身体实际情况逐次习练。

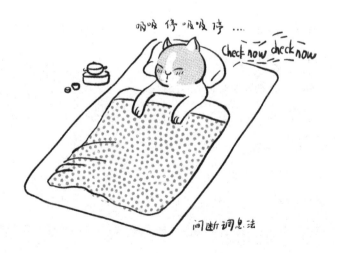

间断调息法

作用：

间断调息法是一种十分滋养的调息法。

第一阶梯的调息法比较适合风型体质之人，第二阶梯的调息法适合火型和水型体质之人。但总体上，间断调息法适合风型体质之人。

低血压适合习练第一阶梯的调息法，高血压、心脏有问题的人适合习练第二阶梯的调息法。

提醒：

上述三个阶梯的间断调息法以及提升的坐式三阶梯间断调息法，均要循序渐进，不可操之过急。即便是第一阶梯，也一定要根据自己身体的实际情况，谨慎增加间断性吸气或呼气。一般情况下，做2次间断吸气或间断呼气就可以了。

第十一章

皮塔体质调息法

　　根据阿育吠陀瑜伽，皮塔或者火型体质之人，其主导元素是
火和水。其中，影响最大的元素是火。这种体质之人，其基本特征
是，消化力强，胃口好，体温偏高，不适应热和潮湿环境，头发容
易灰白或掉发，容易得痔疮，皮肤易过敏、感染；牙齿锋利，鼻子
尖，目光敏锐，炯炯有神，记忆超好；他们对光高度敏感，皮肤白
皙，身体敏捷；一般皮肤、头发和大便都带油性；容易出汗、口
渴，排尿多；口中常带苦味，容易呕吐，胃酸多；嘴巴和胃常会有
烧灼感，有烧心感，身体容易有异味。简单地说，火型体质之人，
胃火强大，但空、风和地能量相对不足。

　　针对皮塔体质之人的这些特征，合理的调息方式是减少火能
量，适合的调息法主要有：清凉调息法、嘶声调息法、齿缝调息
法、月亮脉贯穿法。

第一节　清凉调息法

清凉调息法（Sitali Pranayama），梵文sitali有清凉之意。清凉调息法是一种非常特别的调息法，它的特点是给身体带来清凉，具有冷却的效果。

习练这一调息法分为三个阶梯。

方法：

◎　第一阶梯

第一，采取任何坐姿，结苏磨手印，自然呼吸3—5次。

第二，深深吸气，住气3—5秒；深深呼气，尽力呼尽。

第三，张开嘴巴，收拢，双唇成O形。

第四，伸出舌头，舌头两侧向中线卷起。

第五，伸长舌头，舌头吸气，感受清凉，吸满。

第六，吸满后，收回舌头，闭上嘴巴。

第七，住气5—10秒。

第八，两侧鼻腔缓缓呼气。

◎　第二阶梯

第一，采取任何坐姿，结苏磨手印，自然呼吸3—5次。

第二，深深吸气，住气3—5秒；深深呼气，尽力呼尽。

第三，张开嘴巴，收拢，双唇成O形。

第四，伸出舌头，舌头两侧向中线卷起。

第五，伸长舌头，舌头吸气，感受清凉，吸满。

第六，吸满后，收回舌头，闭上嘴巴。

第七，微微低头，做收颌收束，住气5—10秒。同时，也可以做会阴收束。

第八，两侧鼻腔缓缓呼气。同时，逐次放松会阴收束和收颌收束。

◎ 第三阶梯

第一，采取任何坐姿，结苏磨手印，自然呼吸3—5次。

第二，深深吸气，住气3—5秒；深深呼气，尽力呼尽。

第三，张开嘴巴，收拢，双唇成O形。

第四，伸出舌头，舌头两侧向中线卷起。

第五，伸长舌头，舌头吸气，感受清凉，吸满。

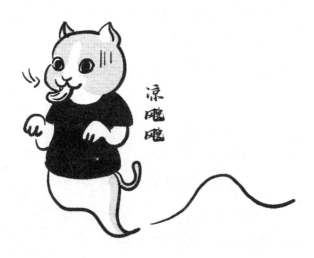

清凉调息法

第六，吸满后，收回舌头，闭上嘴巴。

第七，微微低头，做收颔收束，住气5—10秒。同时，可做会阴收束。

第八，大拇指或无名指轮流关闭右鼻腔或左鼻腔，通过左鼻腔或右鼻腔缓缓呼气。同时，逐次放松会阴收束和收颔收束。

作用：

清凉调息法，正如《哈达瑜伽之光》所说："消除腺体扩张难题、与脾脏等有关的疾病，也防止发烧、胆汁失衡、饥饿、口渴，清除各种毒素。"[①]这一调息法特别适合火型体质之人，也适合其他体质之人在外界火能量强盛时习练。

提醒：

一般在炎热的季节或感到身体过热的时候习练。

一定要在空气清新的地方习练。

低血压患者以及有哮喘、支气管炎、痰液太多等呼吸系统疾病的人不要习练这一调息法。

第二节 嘶声调息法

嘶声调息法（Sitakari Pranayama），梵文sitkari的意思是，调息时

---

① 斯瓦特玛拉摩著，G. S. 萨海、苏尼尔·夏尔马英译并注释：《哈达瑜伽之光》（第二版），王志成、灵海，译，四川人民出版社，2015年，第166页。

发出"嘶嘶"的声音。这一调息法和清凉调息法相似，或是其变体。
习练这一调息法可以有三个阶梯。

方法：

◎ 第一阶梯

第一，采取任何坐姿，结苏磨手印，自然呼吸3—5次。

第二，深深吸气，住气3—5秒；深深呼气，尽力呼尽。

第三，轻轻咬合牙齿，舌头微微抵住上下牙咬合处。

第四，张开嘴唇，吸气，让空气从牙齿中间进入口腔，同时发出
"嘶嘶"的声音。

第五，吸满，收回舌头，闭上嘴巴。

第六，住气5—10秒。

第七，两侧鼻腔缓缓呼气。

◎ 第二阶梯

第一，采取任何坐姿，结苏磨手印，自然呼吸3—5次。

第二，深深吸气，住气3—5秒；深深呼气，尽力呼尽。

第三，轻轻咬合牙齿，舌头微微抵住上下牙咬合处。

第四，张开嘴唇，吸气，让空气从牙齿中间进入口腔，同时发出
"嘶嘶"的声音。

第五，吸满，收回舌头，闭上嘴巴。

第六，微微低头，做收额收束，住气5—10秒。同时，也可以会
阴收束。

第七，两侧鼻腔缓缓呼气。同时，逐次放松会阴收束和收额

收束。

◎　第三阶梯

第一，采取任何坐姿，结苏磨手印，自然呼吸3—5次。

第二，深深吸气，住气3—5秒；深深呼气，尽力呼尽。

第三，轻轻咬合牙齿，舌头微微抵住上下牙咬合处。

第四，张开嘴唇，吸气，让空气从牙齿中间进入口腔，同时发出
"嘶嘶"的声音。

第五，吸满，收回舌头，闭上嘴巴。

第六，微微低头，做收颔收束，住气5—10秒。同时，也可以做
会阴收束。

第七，大拇指或无名指轮流关闭右鼻腔或左鼻腔，左鼻腔或右鼻
腔缓缓呼气。同时，逐次放松会阴收束和收颔收束。

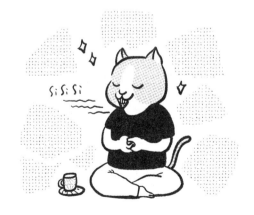

嘶声调息法

作用：

嘶声调息法和清凉调息法拥有同样的作用。《哈达瑜伽之光》
还讲道："修习此法者，受到女性瑜伽士们的敬重，获得创造或者毁
灭的能力，不受饥饿、口渴、怠惰和睡眠的困扰，也绝不会无精打
采。"①

嘶声调息法有益于牙齿和牙龈的健康。

提醒：

一般在炎热的季节或感到身体过热的时候习练。

一定要在空气清新的地方习练。

低血压患者以及有哮喘、支气管炎、痰液太多等呼吸系统疾病的
人不要习练这一调息法。

第三节　齿缝调息法

齿缝调息法（Sadanta）也是一种非常有效的调息法。

齿缝调息法的特点是通过齿缝吸气。此调息法可以分三个阶梯。

方法：

◎　第一阶梯

第一，采取任何坐姿，舌抵上腭，结苏磨手印，自然呼吸3—5次。

---

① 斯瓦特玛拉摩著，G. S. 萨海、苏尼尔·夏尔马英译并注释：《哈达瑜伽之
光》（第二版）王志成、灵海，译，四川人民出版社，2015年，第165页。

第二，深深吸气，住气3—5秒；深深呼气，尽力呼尽。

第三，关闭牙关。

第四，从齿缝里用力吸气。

第五，吸满后，闭上嘴巴。

第六，住气5—10秒。

第七，两侧鼻腔缓缓呼气。

◎　第二阶梯

第一，采取任何坐姿，舌抵上腭，结苏磨手印，自然呼吸3—5次。

第二，深深吸气，住气3—5秒；深深呼气，尽力呼尽。

第三，关闭牙关。

第四，从齿缝里用力吸气。

第五，吸满后，闭上嘴巴。

第六，微微低头，做收颔收束，住气5—10秒。同时，也可以做会阴收束。

第七，两侧鼻腔缓缓呼气。同时，逐次放松会阴收束和收颔收束。

◎　第三阶梯

第一，采取任何坐姿，舌抵上腭，结苏磨手印，自然呼吸3—5次。

第二，深深吸气，住气3—5秒；深深呼气，尽力呼尽。

第三，关闭牙关。

第四，从齿缝里用力吸气。

第五，吸满后，闭上嘴巴。

第六，微微低头，做收颔收束，住气5—10秒。同时，也可以做会阴收束。

第七，大拇指或无名指轮流关闭右鼻腔或左鼻腔，通过左鼻腔或右鼻腔缓缓呼气。同时，逐次放松会阴收束和收颌收束。

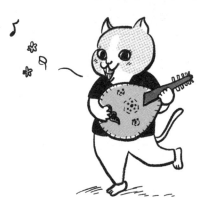

口气 清新 唱歌好听

齿缝调息法

作用：

清洁牙齿，减少口臭，给身体带来清凉。

特别适合火型体质的人习练。

提醒：

一般在炎热的季节或感到身体过热的时候习练。

一定要在空气清新的地方习练。

低血压患者以及有哮喘、支气管炎、痰液太多等呼吸系统疾病的人不要习练这一调息法。

<h2 style="text-align:center">第四节　月亮脉贯穿法</h2>

　　月亮脉贯穿法和太阳脉贯穿法，都是基于左脉和右脉，即月亮脉能量和太阳脉能量的差异，而确立起来的调息法。左鼻腔吸气、右鼻腔呼气，就是月亮脉调息，月亮脉带来清凉的能量。反之，左鼻腔呼气、右鼻腔吸气，就是太阳脉调息，太阳脉带来温暖的能量。习练月亮脉调息法有三个阶梯。

　　方法：

　　◎　第一阶梯

　　第一，采取任何坐姿，舌抵上腭，结苏磨手印，自然呼吸3—5次，内心充满喜乐。

　　第二，深深吸气，住气3—5秒；深深呼气，尽力呼尽。

　　第三，左鼻腔缓慢吸气。

　　第四，右鼻腔缓缓呼气。

　　◎　第二阶梯

　　第一，采取任何坐姿，舌抵上腭，结苏磨手印，自然呼吸3—5次，内心充满喜乐。

　　第二，深深吸气，住气3—5秒；深深呼气，尽力呼尽。

　　第三，左鼻腔缓慢吸气。

　　第四，住气，感受普拉纳能量到达头发、到达指尖。住气时间，可从3—5秒开始，随着练习加深，可逐渐延长，甚至可达到10秒或以上。

第五，右鼻腔缓缓呼气。

◎ 第三阶梯

第一，采取任何坐姿，舌抵上腭，结苏磨手印，自然呼吸3—5次，内心充满喜乐。

第二，深深吸气，住气3—5秒；深深呼气，尽力呼尽。

第三，左鼻腔缓慢吸气，心中默念"嗖"（so）音。

第四，住气，感受普拉那能量到达头发、到达指尖。住气时间，可从3—5秒开始，随着练习加深，可逐渐延长，甚至可达到10秒或以上。

第五，右鼻腔缓缓呼气，心中默念"翰"（ham）音。

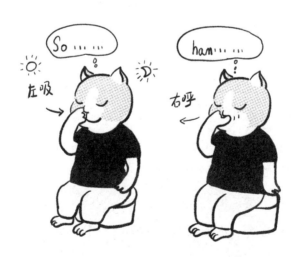

月亮脉贯穿法

作用：

月亮脉调息带来清凉的普拉那能量，可降低火能。在夏天习练更加合适。

对于皮塔体质之人，除了夏天，即便在其他时间习练同样也很有益处。

提醒：

这一调息法也适合高血压者习练。

第五节　眩晕调息法

眩晕调息法（Murccha Pranayama），Murccha的意思是"晕厥状态"。这一调息法，《哈达瑜伽之光》和《格兰达本集》中各有一个形式。

方法一：

第一，采取坐式，可以盘坐或坐在椅子上，结苏磨手印，放松身体，自然呼吸3—5次。

第二，舌抵上腭，用乌加依调息法，鼻腔缓缓吸气。

第三，心意内收，远离外境。

第四，做收颔收束法，直到感觉眩晕。

第五，鼻腔缓慢呼气。

以上，可修习3—5分钟。

方法二：

第一，采取坐式，可以盘坐或坐在椅子上，结苏磨手印，放松身体，自然呼吸3—5次。

第二，舌抵上腭，用乌加依调息法，鼻腔缓缓吸气，同时，头部稍微后仰。

第三，心意内收，远离外境，注意力集中眉心。

第四，感觉舒适时，住气，注意力继续集中在眉间轮，直到感觉眩晕。

第五，鼻腔缓慢呼气。

以上，可修习3—5分钟。

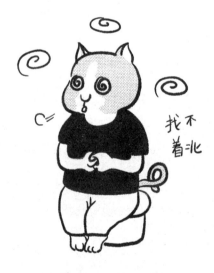

眩晕调息法

作用：

眩晕调息法被视作是比较好的冥想的预备习练。它可以缓解压力、焦虑、愤怒的情绪、神经衰弱，提升生命的能量。

提醒：

这一调息法容易让人产生头晕的感觉，需要在合格导师的指导下练习。练习中，若遇到任何不适，应停止修习。

特别提醒：心脏病、高血压、癫痫病、脑疾、颈动脉硬化患者不适合习练这一调息法。

第十二章

卡法体质调息法

根据阿育吠陀瑜伽，卡法体质者即水型体质之人，其主导元素是水和地。其中，影响最大的元素是水。这种体质之人，其基本的特征是：身体沉重，骨架大，容易超重，久坐不动；走路慢，说话慢，代谢慢；他们皮肤白皙、光滑、多水，体温低，容易感冒，胃火小；皮肤头发油性大，关节好；水汪汪的眼睛，软软的皮肤，柔顺的头发，慈悲，充满爱心，温顺；心意常处于忧愁状态；喜欢甜食；人格甜美，生育能力强，喜欢做爱。简单地说，卡法体质之人身体胃火弱，空、风和火能量不足。

针对卡法体质特征，合理的调息方式是调理火和风能量，适合的调息法主要有：圣光调息法、风箱式调息法、太阳脉贯穿法。

第一节 圣光调息法

圣光调息法，Kapalabhati Pranayama，其中Kapalabhati由kapala和bhati构成。Kapala即头颅，bhati意为发光。Kapalabhati就是让头颅发光。

圣光调息法是《哈达瑜伽之光》六种净化法之一。《哈达瑜伽之光》的解释很简洁："模仿铁匠风箱的声音，努力呼气和吸气。这就是著名的头颅清明法。它消除黏液失衡引起的疾病。"[①]此习练可以分三个阶梯。

方法：

◎ 第一阶梯

第一，舒适的坐式，身心放松，结苏磨手印，自然呼吸3—5次；

第二，双侧鼻腔轻柔地吸气，然后，快速而有力地呼气。吸气和呼气时，腹部有节奏地配合扩张与收缩。

第三，连续呼吸5—15次为一轮。最后以呼气结束。

第四，自然呼吸，住气3—5秒；可以做若干次，然后进行下一轮的呼吸。

第五，可以做5—8轮。随着习练的熟练和加深，可以增加习练轮数。

◎ 第二阶梯

第一，舒适的坐式，身心放松，结苏磨手印，自然呼吸3—5次。

---

① 斯瓦特玛拉摩著，G. S. 萨海、苏尼尔·夏尔马英译并注释：《哈达瑜伽之光》（第二版），王志成、灵海，译，四川人民出版社，2015年，第141-142页。

第二，双侧鼻腔轻柔地吸气，然后，快速而有力地呼气。吸气和呼气时，腹部有节奏地配合扩张与收缩。

吸气和呼气时，有意识地关闭部分鼻腔。开始这样练习时，感觉可能不明显。但通过习练，慢慢会感受到部分鼻腔的关闭。

第三，连续呼吸5—15次为一轮。最后以呼气结束。

第四，自然呼吸，并住气3—5秒。可以做若干次，然后进行下一轮的呼吸。

第五，可以做5—8轮。随着习练的熟练和加深，可以增加习练轮数。

◎ 第三阶梯

第一，舒适的坐式，身心放松，结苏磨手印，自然呼吸3—5次。

第二，双侧鼻腔轻柔地吸气，然后，快速而有力地呼气。吸气和呼气时，腹部有节奏地配合扩张与收缩。调息期间，右手的大拇指和无名指轮流关闭一侧鼻腔。

第三，连续呼吸5—15次为一轮。最后以呼气结束。

第四，自然呼吸，并住气3—5秒；可以做若干次，然后进行下一轮的呼吸。

第五，可以做5—8轮。随着习练的熟练和加深，可以增加习练轮数。

作用：

增加普拉那能量供应，净化血液。强化腹部肌肉；增强消化器官功能；强化肺功能，清除黏液，有助于鼻窦炎、哮喘等疾病的治愈。

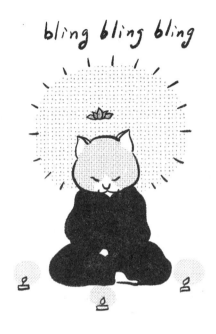

圣光调息法

净化中脉。"此法立即唤醒昆达里尼，使得气息产生快乐，给予幸福，消除累积在中脉入口处的痰等障碍。"[1]

此修法促进皮塔，降低卡法和瓦塔。

提醒：

禁止高血压、心脏病、中风、癫痫、脑瘤、头晕、消化系统疾病

① 斯瓦特玛拉摩著，G. S. 萨海、苏尼尔·夏尔马英译并注释：《哈达瑜伽之光》（第二版），王志成、灵海，译，四川人民出版社，2015年，第170页。

以及严重眼、耳疾病之人尝试这一调息法。

呼吸系统患有疾患的人，如哮喘、慢性支气管炎、肺结核等，一定要在合格的导师指导下才可进行练习。

另外，处在经期或孕期的女性不宜练习这一调息法。

第二节　风箱式调息法

Bhastrika，意思是风箱。风箱式调息法，Bhastrika Pranayama，就像铁匠拉风箱一样，连续快速地呼吸。

风箱式调息法，可增强体内普拉那能量流动，增加胃火。它和圣光调息法相似。但是，风箱式调息法中的吸气和呼气都是强烈的；而圣光调息法中的吸气是柔和的。

风箱式调息法也可分为三个阶梯。

方法：

◎　第一阶梯

第一，舒适的坐式，身心放松，结苏磨手印，自然呼吸3—5次。

第二，双侧鼻腔快速而有力地吸气和呼气。吸气和呼气时，腹部有节奏地配合扩张与收缩。

第三，连续呼吸5—15次为一轮。最后以呼气结束。

第四，自然呼吸，并住气3—5秒，可以做若干次，然后进行下一轮的呼吸。

第五，可以做5—8轮。随着习练的熟练和加深，可以增加习练轮数。

◎ 第二阶梯

第一，舒适的坐式，身心放松，结苏磨手印，自然呼吸3—5次。

第二，双侧鼻腔快速而有力地吸气和呼气。吸气和呼气时，腹部有节奏地配合扩张与收缩。

吸气和呼吸时，有意识地关闭部分鼻腔。开始这样练习时，感觉可能不明显。但通过习练，慢慢会感受到部分鼻腔的关闭。

第三，连续呼吸5—15次为一轮。最后以呼气结束。

第四，自然呼吸，并住气3—5秒，可以做若干次，然后进行下一轮的呼吸。

第五，可以做5—8轮。随着习练的熟练和加深，可以增加习练轮数。

◎ 第三阶梯

第一，舒适的坐式，身心放松，结苏磨手印，自然呼吸3—5次。

第二，双侧鼻腔快速而有力地吸气和呼气。吸气和呼气时，腹部有节奏地配合扩张与收缩。调息期间，右手大拇指和无名指轮流关闭鼻腔。

第三，连续呼吸5—15次为一轮。最后以呼气结束。

第四，自然呼吸，并住气3—5秒，可以做若干次，然后进行下一轮的呼吸。

第五，可以做5—8轮。随着习练的熟练和加深，可以增加习练轮数。

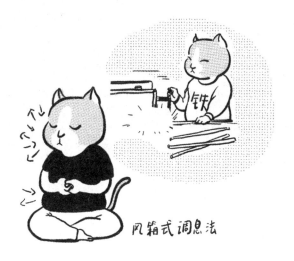

风箱式调息法

作用：

风箱式调息法可以强化腹部肌肉，增加普拉那能量供应，净化血液。增强消化器官功能。强化肺功能，清除黏液，有助于鼻窦炎、哮喘等疾病的治愈。

净化中脉。"此法立即唤醒昆达里尼，使得气息产生快乐，给予幸福，消除累积在中脉入口处的痰等障碍。"[1]

风箱式调息法促进皮塔，降低卡法和瓦塔。

提醒：

禁止患有高血压、心脏病、中风、癫痫、脑瘤、头晕、消化系统

---

[1]斯瓦特玛拉摩著，G. S. 萨海、苏尼尔·夏尔马英译并注释：《哈达瑜伽之光》（第二版），王志成、灵海，译，四川人民出版社，2015年，第170页。

疾病，以及严重眼、耳疾病的人尝试风箱式调息法。

呼吸系统患有疾患的人，如哮喘、慢性支气管炎、肺结核等，一定要在合格的导师指导下才可进行练习。

另外，处在经期或孕期的女性不宜练习这一调息法。

第三节　太阳脉贯穿法

太阳脉贯穿法，Surya Bheda Pranayama，Surya的意思是"太阳"，也就是太阳脉；Bheda意为"穿透""穿越""通过"。

太阳脉贯穿法净化阳脉。此习练也可以分三个阶梯。

方法：

◎　第一阶梯

第一，采取任何舒适的坐姿，结苏磨手印，自然呼吸3—5次，内心充满喜乐。

第二，深深吸气，住气3—5秒；深深呼气，尽力呼尽。

第三，右手无名指按住左鼻腔，右鼻腔缓慢吸气，吸满。

第四，松开无名指，左鼻腔缓缓呼气。

以上，可持续习练3—5分钟，甚至10分钟以上。

◎　第二阶梯

第一，任何舒适的坐姿，结苏磨手印，自然呼吸3—5次，内心充满喜乐。

第二，深深吸气，住气3—5秒；深深呼气，尽力呼尽。

第三，右手无名指按住左鼻腔，通过右鼻腔缓慢吸气。

第四，住气，感受普拉纳能量到达头发、到达指尖。住气时间可以从3—5秒开始。随着习练加深，可以适当延长。

第五，松开无名指，通过左鼻腔缓缓呼气。

以上，可持续习练3—5分钟，甚至10分钟以上。

◎ 第三阶梯

第一，任何舒适的坐姿，结苏磨手印，自然呼吸3—5次，内心充满喜乐。

第二，深深吸气，住气3—5秒；深深呼气，尽力呼尽。

第三，用无名指按住左鼻腔，通过右鼻腔缓慢吸气，心中默念"嗖"（so）音。

第四，住气，感受普拉纳能量到达头发、到达指尖。住气时间可

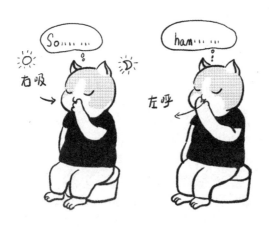

太阳脉贯穿法

以从3—5秒开始。随着习练加深，可以适当延长。

第五，左鼻腔缓缓呼气，心中默念"翰"（ham）音。

以上，可以持续习练3—5分钟，甚至10分钟以上。

作用：

《哈达瑜伽之光》说，太阳脉贯穿法可以净化额窦，消除因气息失调引发的疾病和蠕虫病。

太阳脉贯穿法可在体内有效增加皮塔，平衡瓦塔和卡法，唤醒生命能量。

提醒：

饭后不适合习练太阳脉贯穿法。心脏病、高血压、癫痫病、甲亢、胃溃疡、胃酸过多、高度焦虑症患者不适合习练。

火体质的人避免习练太阳脉贯穿法。

第十三章

脉轮调息法

脉轮思想据说可以上溯到非常古老的吠陀时代。但形成系统而完整的脉轮思想体系则是相对后期的事情。根据传统的脉轮思想，人体是独特的、精微的能量系统。人的身体有五鞘，即粗身鞘、能量鞘、心意鞘、智性鞘和喜乐鞘。其中，脉轮系统就处在能量鞘中。传统分类上，有七个主要脉轮，即海底轮、生殖轮、脐轮、心轮、喉轮、眉间轮和顶轮。有时，我们也会关注到若干小一些的脉轮，如涌泉轮、劳宫轮等。我们已经谈到，经络即经脉、络脉（主要的经络包括左脉、中脉和右脉），是能量通道，其上的穴位是能量点，脉轮则是能量聚集、运输和转化中心。七大脉轮也是最重要的能量转化中心。关注能量中心的调息和能量管理、调理，会给我们的身心健康带来极大的益处。

第一节　海底轮调息法

海底轮，Muladhara Chakra，也称为根轮、基础轮。它的基本含义是：根基、基础、支持。它的位置在会阴（阴跷），和肾上腺相连。传统上，红色四瓣莲花是它的象征。海底轮不够强，人的身体就会虚弱。海底轮失去平衡，身体就容易出现一些症状或者病症，如腰痛、痔疾、便秘、坐骨神经痛、膝盖问题、肥胖、超重、沉溺（酒精、吸毒、性等）、抑郁症等。促进海底轮的健康和平衡有不少方法，而调息是其中最基本，也是最容易的一种。具体的海底轮调息方法有二。

方法一：

第一，内八字站立，双脚与肩同宽。膝盖微屈，身心放松。打开肩膀，放松手臂，闭眼，深呼吸3—5次，扩展胸腔。吸气时，腹部鼓起；呼气时，腹部放松，同时，感受全身放松。

第二，吸气，感受普拉那能量通过鼻腔进入腹部，并逐渐下降到骨盆、大腿和小腿、脚板、脚趾处。

第三，呼气，双脚稳稳地扎根大地，并与大地联结，同时，意念观想你的身体就如正在成长的大树之根，随着呼气不断延伸到大地深处。

第四，吸气，感受普拉那能量从大地深处向你涌来，感受大地母亲普拉那能量不断上升，逐次通过脚趾、脚板、小腿、大腿、骨盆，进入腹部，并继续沿着脊柱（中脉）注入全身，恢复身心的活力。

第五，呼气，感受普拉那能量以骨盆为中心向全身和外界扩展。

睁开眼睛。结束。

这一海底轮调息可以习练5—15分钟。也可以根据身体的实际需要，延长调息时间。

这一调息实践的吸气和呼气时长比例可为1:2，如吸气时数5个数字，如从1数到5，呼气就可从10倒数到1。

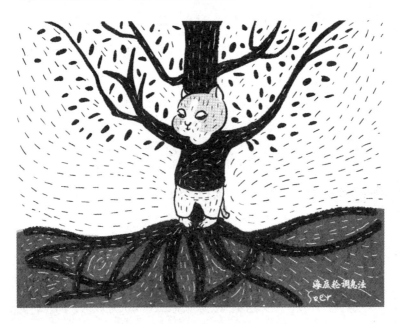

作用：

海底轮调息对于身心健康极为重要。海底轮健康，身心就健康。强化海底轮的能量可以带来稳定、健康、自信和喜乐。

方法二：

方法二主要是强调会阴穴调息锻炼，核心涉及会阴穴。会阴穴，男性位于阴囊根部与肛门连线的中点凹处，女性位于大阴唇后联合与肛门连线的中点凹处。会阴穴也称为海底穴、生死窍。督脉从会阴向后背行走，任脉从会阴向腹部行走，冲脉从会阴向足少阴行走。督脉是阳脉之海，任脉是阴脉之海，冲脉为血海。会阴是人之精气出入的必经之路，在瑜伽中，为海底轮之圣位，是生死之门，极其重要。具体修习方法如下。

第一，站式，两脚分开，与肩同宽，双膝微曲，身心放松，自然呼吸3—5次（也可以采取坐式、仰卧式）。

第二，注意力集中在会阴穴。

第三，逆腹式呼吸，会阴肌微微用力吸气。

第四，住气。强化腹肌和会阴肌，意念观想会阴部能量上升、扩散。

第五，呼气，放松腹部，放松会阴，感受普拉那能量向大腿、小腿和脚底扩展，滋养身体。

这一调息可以习练5—15分钟。也可以根据身体的实际需要，延长调息时间。平时空闲时，也可做若干个调息。

作用：

会阴穴调息可以改善前列腺，提高固精能力，改善女性性冷淡，增强肾功能，提高性活力。促进任督两脉的畅通，恢复体能，提升免疫力。

提醒：

此调息法相对简单，但却很重要。因为会阴穴是能量外泄和逆流的枢纽，修习者要有强烈的意念管控这一生死窍。另外，会阴调息可明显增强性能力，修习者应该做好把控，切不可随意外泄。

第二节　生殖轮调息法

生殖轮，Svadhistana Chakra，它的基本含义是"自我的家园"。它的位置在骶骨处，和生殖腺相连。传统上，橙色六瓣莲花是它的象征。生殖轮为我们提供了一种自我感。当一个人生殖轮失衡时，身体就容易出现一些症状或者疾病，如下腰痛、男性生殖疾病、妇科疾病、子宫肌瘤、膀胱炎、肾虚、肌痉挛。

生殖轮的主导元素是水，和我们的情绪、性欲、快乐、滋养等关系密切。生殖轮不平衡或堵塞时，人的情绪反应会麻木、冷漠，容易自我封闭；过度活跃时，则会过度情绪化，迷恋富有性魅力的人，性饥渴强烈。

生殖轮调息可通过骨盆调息法来达成。骨盆是连接脊柱和下肢之间的盆状骨架，是由后方的骶、尾骨（脊柱最低的两块骨）和左右两髋骨连接而成的完整骨环。骨盆将身体的体重传递到两下肢，作为游离下肢的活动基础，支持保护腹盆内的器官。骨盆调息形式有若干种，这里分别介绍主要的两种方法：有意识的骨盆调息、推动式骨盆调息。

方法一：有意识的骨盆调息

第一，站立，两脚分开，与肩同宽，双膝微曲，身心放松，自然呼吸3—5次。

第二，腹式呼吸。吸气，有意识地把普拉那能量气息带到骨盆处，意念感受能量在骨盆处扩展。同时，微微收缩会阴。

第三，住气。意念感受普拉那能量充满骨盆，和骨盆融合，强化骨盆。

第四，呼气。同时，放松会阴。意念感受骨盆处的病气、浊气随呼气而散开，并沿着大腿、小腿直抵地下而消散。

这一调息可以习练5—15分钟。也可以根据身体的实际需要，延长调息时间。

方法二：推动式骨盆调息

第一，站立，两脚分开，与肩同宽，双膝微曲，身心放松，自然呼吸3—5次。

第二，右手掌放在肚脐（脐轮）处，左手掌放在身后命门处。注意力集中在骨盆区。

第三，吸气，同时，骨盆向前推动，微微收缩会阴。

第四，呼气，同时，骨盆向后推动，放松会阴。

第五，以上吸气、呼气适应之后，可两手交叉，放在头顶。

第六，继续吸气，同时，骨盆向前推动，微微收缩会阴。

第七，呼气，同时，骨盆向后推动，放松会阴。

这一调息可以习练5—15分钟。也可以根据身体的实际需要，延长调息时间。

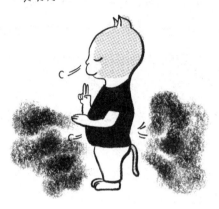

天灵灵、地灵灵、浊气散

生殖轮调息法

作用：

有意识的骨盆调息、推动式骨盆调息都可改善呼吸，增加呼吸的深度，强化女性子宫机能，改善男性前列腺问题，改善性功能，增加性能量。同时，还可改善肠胃功能。

提醒：

有意识的骨盆调息、推动式骨盆调息都无须住气。

如果在冬天练习，要在温暖之地进行习练，不要着凉。

第三节 脐轮调息法

脐轮，Manipura Chakra，也称为太阳轮，字面意思是宝石之城，它的位置在太阳神经丛，和胰腺相连。传统上，黄色十瓣莲花是它的象征。它关乎整个消化系统，如胃、小肠、肝、胆囊、脾脏。脐轮失衡时，身体容易出现一些症状甚至病症，如消化不良、食物过敏、溃疡、肝病等。心理上，当脐轮失衡时，容易出现心不在焉、情绪失控、反复无常、突然发怒、暴力、绝望、极度自私等。

脐轮的主导元素是火，和力量、意志、能量、代谢、转化有关。当脐轮平衡活跃时，我们会感到生活的一切都是可以自我把控的。脐轮强盛之人拥有强烈的自信心。当脐轮不活跃时，就会容易感到被动、犹豫，缺乏自信，难有获得感、成就感。而脐轮过度活跃，则会产生强烈的控制欲和攻击欲。

平衡脐轮的方法有很多。比如，可以通过拍打脐轮来促进它的锻炼。脐轮，大致上对应于道家的下丹田。我们也把脐轮平衡调息称为下丹田拍打调息法。下丹田是任脉、督脉和冲脉经气运行之地。它是一个能量中心，体内的普拉那元气升降、开合的基地，也是男子藏精、女子养胎的关键之处，和我们的生命维持能量关系十分密切。下丹田能量不足，就会缺乏活力，气色不好，带来多种身体疾病。对于人的健康，提升下丹田能量是一个关键点。下丹田拍打调息法也可有不同的形式。但核心思想是，通过注意力集中于下丹田处（关元、气海、神阙和命门四穴所处的区域），借助拍打，配合呼吸控制从而激活能量。其中，有两点需要特别重视：一是强调注意力在丹田处；二是拍打。

方法：

第一，饭后90分钟后。可以站式，也可坐式。

第二，两手抱球式。

第三，吸气。

第四，住气。意念观想丹田（脐轮）是一个球体（脐轮球），脐轮球三分之一突出身体外，两手掌隔空拍打突出体外的脐轮球。

第五，拍打时，观想脐轮球的反弹力，自动把手掌弹回。（刚开始学习实践此法时，可以用手指如蜻蜓点水一般触碰脐轮球，而非手掌拍打。）

第六，连续隔空拍打脐轮球7次，拍打时保持住气。

第七，缓慢呼气。

以上，吸气—住气—隔空拍打脐轮球7次—呼气，循环7次为一轮。一次可以做7轮。

随着习练程度的提高，住气后可以拍打脐轮球14次，甚至21次。

随着习练程度的加深和熟练，已经感受到内在的能量，则吸气、住气、呼气和隔空拍打无须分开，也即是，在吸气、呼气和住气期间都可隔空拍打脐轮球，拍打次数也无须在意。但是，吸气、住气和呼气的时间长度，则一定要根据不同体质和身体实际做相应的调节。

另外，在习练初级阶段，不要住气；在吸气和呼气时，连续隔空拍打脐轮球。学习一段时间后，再根据个体实际情况，决定是否住气。

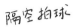

隔空拍球

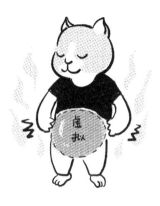

脐轮调息法

作用：

下丹田拍打调息法，平衡脐轮，改善肠胃功能，增强腹部力量，强化腹肌，提升免疫力。练习时，身体发热，手心以及下丹田具有较明显的气感，以及充满活力的力量感。

提醒：

此调息法需要空腹状态下习练，或至少饭后90分钟之后才可以习练。

此调息法对瓦塔（风型）体质和卡法（水型）体质之人十分有益。

皮塔（火型）体质之人不宜过多习练。

第四节　心轮调息法

心轮，Anahata Chakra，基本含义是不受打击。它的位置在心脏后面胸腔的中心，和胸腺相连。传统上，绿色十二瓣莲花是它的象征。心轮失衡时，身体容易出现一些问题，如心脏疾病、肺病、高血压、哮喘、过敏、疲劳、乳腺癌、支气管性肺炎、免疫力低下。

心轮的主导元素是风，掌管爱、善良、温柔等情感。心轮开启之人，富有同情心，友爱，人际和谐。心轮不活跃，则会出现冷漠，与人保持距离，缺乏信任。心轮过于活跃，爱会让自身或让他人窒息，并伴随着潜在的自私。而心轮的能量不能堵塞，否则导致感情关系紧张。

心轮调息可通过一般的腹式调息法、胸式调息法、完全瑜伽调息法来达成。这里推荐一种带有冥想功能的心轮调息法。

方法：

◎　第一阶梯

第一，在空气清新、安静之地，采取站式，两脚与肩同宽。

第二，舌抵上腭，身心放松，放空思虑。

第三，做腹式呼吸。吸气，吸满，注意力集中在心轮，感受宇宙的普拉那能量通过鼻腔、呼吸道、胸腔，源源不断地聚集到整个胸腔和腹部。

第四，住气。感受普拉那能量从心轮不断弥漫至全身，每个细胞都获得普拉那能量。

住气时长可从3—5秒开始。随着练习加深和实践成熟，可逐渐增加到10秒甚至10秒以上。

第五，缓慢呼气。意念感受普拉那能量将体内一切不好的浊气、病气沿着腿部、脚底排出身体，排到大地深处。

以上，7次为一轮。可连续调息3轮。

◎ 第二阶梯

第一，空气清新、安静之地，采取站式，两脚与肩同宽。

第二，舌抵上腭，身心放松，放空思虑。

第三，做腹式呼吸。吸气，吸满，注意力集中在心轮，感受宇宙的普拉那能量通过鼻腔、呼吸道、胸腔，源源不断地聚集到整个胸腔和腹部。

第四，住气。感受普拉那能量从心轮不断弥漫至全身，每个细胞都获得普拉那能量。

住气时长可从3—5秒开始。随着练习加深和实践成熟，可逐渐增加到10秒甚至10秒以上。

第五，缓慢呼气。感受普拉那能量使得身体机体以心轮为中心成为一个发光的能量球，散发能量。

以上，7次为一轮。可连续调息3轮。

◎ 第三阶梯

第一，空气清新、安静之地，采取站式，两脚与肩同宽。

第二，舌抵上腭，身心放松，放空思虑。

第三，做腹式呼吸。吸气，吸满，注意力集中在心轮，感受宇宙的普拉那能量通过鼻腔、呼吸道、胸腔，源源不断地聚集到整个胸腔和腹部。

第四，住气。感受普拉那能量从心轮持续弥漫至全身，每个细胞都获得普拉那能量，心轮给每个细胞带去爱，每个细胞充满了喜乐。

住气时长可从3—5秒开始。随着练习加深和实践成熟，可逐渐增加到10秒甚至10秒以上。

第五，缓慢呼气。感受普拉那能量使得身体机体以心轮为中心成为一个发光的能量球，散发着爱的能量，这爱的能量包围全身，并不断扩展到更大的地方，最终爱的能量融入一切。

以上，7次为一轮。可连续调息3轮。

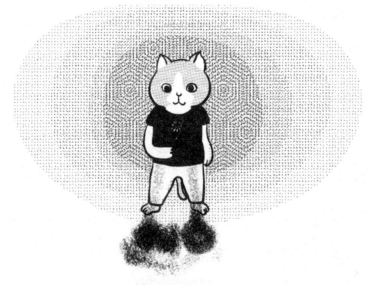

心轮调息法

作用：

心轮突出了我们每个人的个体性。只要有一颗朝上的心，心轮的调息就可成为一种成长的动力。上述三个阶段的脉轮调息，重点都在身体健康上。但是，心轮涉及个体的精神成长。因此，心轮调息需要我们站在一个更高、更新的层面来理解和实践。这一脉轮调息，不仅带来健康的身体，也让心灵得以提升。

提醒：

心轮调息应该要重视个体心愿的高尚性。心轮调息的方向和目标是让我们的心胸更加开阔和包容，而非相反。

第五节 喉轮调息法

喉轮，Vishuddha Chakra，意思是净化，位置在喉咙，和甲状腺、副甲状腺相连。它的最大功能是自我表达和语言沟通。传统上，蓝色十六瓣莲花是它的象征。喉轮失衡，身体容易出现一些相关疾病，如咽喉痛、失声、甲状腺问题、口腔溃疡、牙齿和牙龈问题、头痛、耳朵感染等，情绪上则会表现为不安、焦虑、唠叨、占有、控制。

喉轮的主导元素是空。喉轮平衡，自我表达和人际沟通就很容易和谐，甚至成为辩才。而喉轮不活跃时，人就会内向，不愿说话，或不敢说话。喉轮过于活跃，则会喋喋不休，不愿倾听，喜欢在语言上控制他人。

喉轮平衡的习练，有多种方法，如乌加依呼吸法。具体实践，也可参见第九章。这里介绍两种保护和开发喉轮的调息法。

方法一：

第一，身体站立，两脚平行分开，与肩同宽，手臂自然下垂，双手拇指弯曲，其余四指将拇指包住紧握，平视前方。

第二，身心放松，舌抵上腭，闭上嘴巴。鼻腔缓慢深长呼吸3—5次。意念集中在呼吸上，感受普拉那能量的出入。

第三，双手抬起，托住下巴。

第四，缓慢吸气。用力向上托推下巴，头部用力下压，形成力的对抗，意念集中在喉咙处。

第五，感受对抗状态，住气3—8秒。

第六，缓慢呼气，放松身心。

这一调息可以习练5—10分钟。也可以根据身体的实际需要，延长调息时间。

方法二：

第一，身体站立，两脚平行分开，与肩同宽，手臂自然下垂，双手拇指弯曲，其余四指将拇指包住紧握，平视前方。

第二，身心放松，舌抵上腭，闭上嘴巴。以鼻腔缓慢深长呼吸。意念集中在呼吸上，感受普拉那能量的出入。

第三，双手交叉抱住肩膀。

第四，缓慢吸气，头微微低下，双肩用力夹紧身体，形成力的对抗，意念集中在喉咙处。

第五，感受对抗状态，住气3—8秒。

第六，缓慢呼气，放松全身。

这一调息可以习练5—10分钟。也可以根据身体的实际需要，延长调息时间。

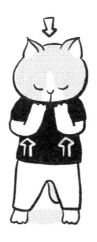

喉轮调息法

作用：

以上喉轮平衡习练，可以调理咳嗽、咽炎，滋养喉轮，让男性说话声音洪亮，让女性说话声音甜美。

提醒：

喉轮需要滋养。以上调息法可促进喉轮的稳定和发展。不过，滋养喉轮有一个基本方法，即禁语，不要过多说话、过多使用喉轮，而要科学使用。对于风型体质之人更是如此，因为他们的风元素过多，容易喉咙嘶哑。

第六节　眉间轮调息法

眉间轮，Ajna Chakra，意思是觉知。它的位置在两眉之间的印堂处，和松果体相连。传统上，靛蓝两瓣（每瓣有四十八小瓣）莲花是它的象征。当眉间轮失衡时，生理上可能会出现诸如学习困难、阅读障碍、脑病、偏头痛、视线模糊、眼睛疲劳、眼盲、耳聋、噩梦、失眠等，情绪上则会表现出狭隘、分心，可能因为智性的傲慢而陷入紧张的人际关系，模糊客观所见和主观投射而引发情绪混乱。眉间轮活跃时，就会表现出很好的知觉力和直觉力，并具有强烈的想象力。眉间轮不活跃，就会依赖外在的对象，而缺乏理性的判断力。而眉间轮过于活跃，则容易生活在自身的直觉、知觉的世界中，而容易和外界产生隔离，有时甚至活在幻觉中。

在脉轮瑜伽中，有不少习练方法可以强化和平衡眉间轮。这里，我们介绍有益于视力健康的眼睛呼吸净化法，以及眉间轮调息法。

方法一：

第一，泡杯绿茶，温度不要太高。闭眼，用茶水的雾气熏眼。注意，茶水雾气温度以不烫眼为限。

第二，吸气。意念感受绿茶雾气中能量菁华融入双眼、融入眉间轮。

第三，住气。意念感受绿茶雾气中的能量继续不断融入双眼、融入眉间轮。住气时长可从3—5秒开始。随着练习加深和实践成熟，可逐渐增加到10秒甚至10秒以上。

第四，呼气。意念感受浊气、不洁之物随着呼气而被带出体外，感受眼睛明亮。

以上，也可在茶水雾气的温度较低时，睁开眼睛而同时配合调息。另外，一般来说，早晨或上午适合使用绿茶，中午或下午适合使用红茶，傍晚或晚上适合使用普洱茶。三类茶的眼睛呼吸净化法做法类似。但绿茶的重点在洁净，红茶的重点在暖身，普洱茶的重点在滋养。当然，单纯用绿茶也可以，没有茶，单纯用温度适宜的热水也可以。

方法二：

第一，选择空气清新之地，站式，结苏磨手印，身心放松，闭目，自然呼吸3—5次。

第二，吸气。意念感受外在的普拉那能量融入眉间轮。

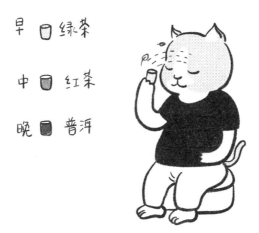

眉间轮调息法

第三，住气。普拉那能量不断融入眉间轮。住气时长可从3—5秒开始。随着练习加深和实践成熟，可逐渐增加到10秒甚至10秒以上。

第四，呼气。眉间轮处的"混沌之浊气"随着呼气带出体外，感受头脑清晰、敏锐。

以上，吸气—住气—呼气的时长比例可从1∶1∶1开始，随着练习加深和实践成熟，可逐渐发展到1∶4∶2。

作用：

以上调息法，具有明目、滋养的功能，同时调理、强化和净化眉间轮，具开慧之功能。

提醒：

方法一要注意茶水雾气的温度要适当，一定要以不烫伤眼睛为限度。

方法二涉及人体中的风元素能量，也即涉及生命的高维存在，要谨慎练习。

以上这两种调息法都需要在合格的导师指导下练习，切不可随意为之。

第七节　顶轮调息法

顶轮，Sahasrara Chakra，意思是一千（即无限之意），它的位置在头顶百会处，和脑下垂体关联。传统上，紫色千瓣莲花是它的象征。顶轮能量失衡，身体上就容易出现诸如抑郁、麻痹、身体各种硬化等症状，心理上则表现为情绪不平衡，如迷惑、持续担忧、分裂、意识受限。

顶轮的修习十分重要，但同时必须十分谨慎！瑜伽认为，顶轮修习最终的目的是要达成二元对峙的消失、小我（私我）融合于大我，获得天人相融之境。

方法：

◎ 第一阶梯

第一，安静、不受干扰之地，取站式或坐式，结苏磨手印。自然呼吸3—5次。

第二，吸气。感受宇宙的普拉那能量源源不断地从百会以及体表各处进入身体，意念集中在顶轮。

第三，住气。感受宇宙的普拉那能量从顶轮弥漫到全身，带来滋养，意念沿着普拉那能量流动而扫描全身。住气时长可从3—5秒开始。随着练习加深和实践成熟，可逐渐增加到10秒甚至10秒以上。

第四，呼气。感受宇宙的普拉那能量驻留在脐轮处。但同时，身体各个部分，特别是体表的皮肤随着呼气排出浊气、废气。

以上习练，可持续3—5分钟。

◎ 第二阶梯

第一，安静、不受干扰之地，取站式或坐式，结苏磨手印。自然呼吸3—5次。

第二，吸气。感受宇宙的普拉那能量源源不断地从百会以及体表各处进入身体，意念集中在顶轮。

第三，住气。感受宇宙的普拉那能量从顶轮弥漫到全身，带来滋养，意念沿着普拉那能量流动而扫描全身。住气时长可从3—5秒开始。随着练习加深和实践成熟，可逐渐增加到10秒甚至10秒以上。

第四，呼气。感受宇宙的普拉那能量驻留在脐轮处，同时感受身体从内而外散发的金色光芒。

以上习练，可持续3—5分钟。

◎ 第三阶梯

第一，安静、不受干扰之地，取站式或坐式，结苏磨手印。自然呼吸3—5次。

第二，吸气。感受宇宙的普拉那能量源源不断地从百会以及体表各处进入身体，意念集中在顶轮。

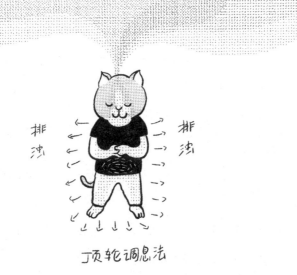

顶轮调息法

第三，住气。感受宇宙的普拉那能量从顶轮弥漫到全身，带来滋养，意念沿着普拉那能量流动而扫描全身。住气时长可从3—5秒开始。随着练习加深和实践成熟，可逐渐增加到10秒甚至10秒以上。

第四，呼气。感受宇宙的普拉那能量驻留在脐轮处，同时感受身体从内而外流溢着对自身、对周遭、对世界、对至上的无限之爱。

以上习练，可持续3—5分钟。

作用：

以上三阶段的练习，有助于消除抑郁、麻痹、身体各种硬化等症状，有助于消除迷惑、持续的担忧、分裂等不良心理症状。

以上也是瑜伽中修习梵我一如之境的一种方法。习练这一方法的目的是摆脱二元局限性，进入纯粹的自我意识。

提醒：

顶轮调息，是比较高级的调息修习。强烈建议一定要在合格的导师指导下实践。

第八节　涌泉轮调息法

涌泉轮是小脉轮，位置在涌泉穴处。涌泉穴是足少阴肾经第一穴，位于足底前部凹陷处，第2、3趾的趾缝纹之头端与足跟连线的前三分之一处。我们中华古老的《黄帝内经》说："肾出于涌泉，涌泉者足心也。"意思是说，肾经之气，犹如源于足下的源泉之水，涌出而灌溉全身各处。因此，涌泉穴又被看作长寿穴。

平衡和增强涌泉穴的锻炼方法有不少，而涌泉调息法是一种简单、安全的特别方法。具体操作如下。

方法：

第一，安静、不受干扰之地，取站式或坐式，结苏磨手印。自然呼吸3—5次。

第二，吸气。意念集中在涌泉轮，感受大地母亲的普拉那能量源源不断地从地心进入涌泉穴。

第三，住气。感受大地母亲的普拉那能量从涌泉轮向上升起一直弥漫全身，带来大地母亲的温暖和滋养，意念沿着大地母亲的普拉那能量的涌动从下至上扫描全身。住气时长可从3—5秒开始。随着练习加深和实践成熟，可逐渐增加到10秒甚至10秒以上。

第四，呼气。感受随着呼气身体内的浊气、废气通过涌泉轮直接

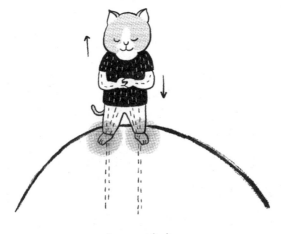

涌泉轮调息法

排出体外。

以上习练，可持续3—5分钟。

作用：

涌泉轮调息法简单、安全，有助于疗愈虚弱性疾病，温补肾中阳气，增强免疫力，改善脚部冰凉，有助于疗愈神经衰弱、头痛、耳聋、耳鸣、哮喘、腰腿酸软无力、倦怠感、高血压、焦躁、过敏性鼻炎、大便秘结等。

提醒：

实践涌泉轮调息时，要注意足部保暖。

第九节 劳宫轮调息法

劳宫轮也是小脉轮，位置在劳宫穴处。劳宫穴在手厥阴心包经上，位于我们的手掌心，横平第3掌指关节近端，第2、第3掌骨之间偏于第3掌骨，握拳屈指时中指的指尖处。

劳宫轮也是能量散发的一个中心，普拉那能量沿着手指散发能量。劳宫轮失衡，就容易出现诸如心悸等症状。劳宫轮调息可以改善心包经，改善心痛、心悸、胸闷、晕厥、失眠、掌心发热、胃痛、口臭、哮喘等症状。

方法：

◎ 第一阶梯

第一，安静、不受干扰之地，取站式或坐式，摊开双手，手掌朝上，自然呼吸3—5次。

第二，吸气。意念集中在劳宫穴，感受宇宙的普拉那能量从手掌四周特别是从手掌的上方源源不断地进入劳宫穴。

第三，呼气。意念感受随着呼气体内的浊气、废气从手掌和指尖排出体外。

以上习练，可持续3—5分钟。

◎ 第二阶梯

第一，安静、不受干扰之地，取站式或坐式，摊开双手，手掌朝上，自然呼吸3—5次。

第二，吸气。意念集中在劳宫穴，感受宇宙的普拉那能量从手掌四周特别是从手掌的上方源源不断地进入劳宫穴。

第三，住气。意念感受普拉那能量沿着左右手指、手心、手臂通向心轮，意念扫描能量从劳宫轮到心轮（可多次扫描）。住气时长可从3—5秒开始。随着练习加深和实践成熟，可逐渐增加到10秒甚至10秒以上。

第四，呼气。感受随着呼气身体内的浊气、废气从心轮处到劳宫轮处被排出体外。

以上习练，可持续3—5分钟。

◎ 第三阶梯

第一，安静、不受干扰之地，取站式或坐式，摊开双手，手掌朝上，自然呼吸3—5次。

第二，吸气。意念集中在劳宫穴，感受宇宙的普拉那能量从手掌四周特别是从手掌的上方源源不断地进入劳宫穴。

第三,住气。意念集中在心轮。住气时长可从3—5秒开始。随着练习加深和实践成熟,可逐渐增加到10秒甚至10秒以上。

第四,呼气。感受随着呼气身体内的浊气、废气从心轮处到劳宫轮处被排出体外。

以上习练,可持续3—5分钟。

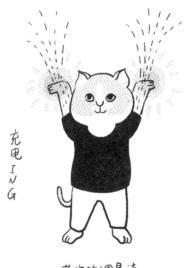

充电ING

劳宫轮调息法

作用:

劳宫轮调息可疏通心包经,有助于疗愈心痛、心悸、胸闷,安神,静心,防止神志疾病,调理胃痛、口臭、哮喘。

提醒:

第二、第三阶梯的调息习练需要在合格的导师指导下进行。

第十四章

养生调息法

普拉那能量与我们身体和心理的健康关系非常密切。瑜伽调息，可以服务于更高的目标即三摩地，但首先服务于身心的健康和身体能量的平衡，也就是首先服务于养生。只是养生的目的和瑜伽三摩地的目标并不对立。这一章，我们讲解利用不同的瑜伽调息法来达成养生效果。

第一节　滋养调息法

我们的呼吸方式不同，效果就不同。自主调息方法不同，功效也不同。对于养生这一可见的瑜伽调息小目标来讲，有滋养功效的调息法，也有排毒功效的调息法。滋养调息法，强调从外界获得普拉那能量，并且强调缓慢吸气。

方法：

◎ 第一阶梯

第一，可采取站式，或者坐式，也可以用卧式。若采用站式或坐姿，双手结苏磨手印；若采用卧式，双手手掌以左下右上（女性则是左上右下）叠置放在脐轮处（肚脐上面）。身心放松，自然呼吸3—5次。

第二，缓慢、细长地吸气，感受从鼻腔进入的充沛的普拉那能量。

第三，呼气。感受普拉那能量滋养全身的每个细胞。

如果条件允许，可以在风景优美、空气清新的山间水边修习滋养调息，从美丽的植物、纯净的大地和明亮的天空获得普拉那能量。

事实上，这一修法在哪里都可以实践，非常实用。若是正式修习，每次习练5—15分钟。若时间匆忙，随时做若干个调息也很滋养。

◎ 第二阶梯

第一，可采取站式，或者坐式，也可以用卧式。若采用站式或坐姿，双手结苏磨手印；若采用卧式，双手手掌以左下右上（女性则是左上右下）叠置放在脐轮处（肚脐上面）。身心放松，自然呼吸3—5次。

第二，缓慢吸气，意念集中在腹部，感受普拉那到达腹部脐轮。

第三，住气。意念集中在胸部心轮，感受普拉那到达心轮。

第四，呼气。意念集中在头部顶轮，感受普拉那到达顶轮。

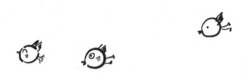

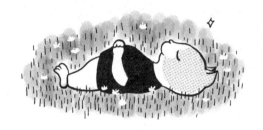

滋养调息法

作用：

以上调息法滋养身心，是一种回春艺术。

提醒：

在这一调息法中，呼气时长短于吸气时长，吸气要细长缓慢，不能强烈吸气。

第二节　排毒调息法

调息可以滋养身心，也可以为身心排毒。人体中总有一些压力、紧张，有一些湿气和毒素。排毒调息法，强调释放压力、紧张，排出毒素。在实践中，一般采用呼气时长长于吸气时长的方式。

方法：

第一，可采取站式，或者坐式，也可以用卧式。若采用站式或坐姿，双手结苏磨手印；若采用卧式，双手手掌以左下右上（女性则是左上右下）叠置放在脐轮处（肚脐上面）。身心放松，自然呼吸3—5次。

第二，缓慢吸气。感受身体和心意中聚集的压力、紧张和毒素。

第三，缓慢呼气。感受身体特别是通过腿部和涌泉轮释放出这些压力、紧张和毒素。

事实上，这一修法在哪里都可以实践，非常实用。若是正式修习，每次习练5—15分钟。若时间匆忙，也可随时做若干个调息。

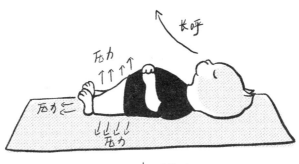

排毒调息法

作用：

释放压力、紧张，排毒，回春。

提醒：

这一调息强调呼气的时长要长于吸气的时长，同时呼气缓慢细长，且伴随冥想释放压力。

第三节　穴位调息法

　　穴位，又有腧穴、输穴、俞穴之称，也有称作穴道或孔道的。按照中医理论，人体的穴位既是经络之气输注于体表的部位，又是疾病反映于体表的部位，还是针灸、推拿、导引等疗法的施术部位。对不同的穴位进行特定手法的按摩或者艾灸等也具有很好的疗愈效果。而穴位调息则是另一种安全、简单的疗愈性、养生性的方法。

　　穴位调息方法很多。我们这里提供简单易学的调息法。

方法：

◎　第一阶梯

　　第一，可采取站式，或者坐式，或仰卧式，或右卧式。若采用站式或坐式，可结苏磨手印。身心放松，舌抵上腭，自然呼吸3—8次。

　　第二，根据自身需要或者方便、习惯，可以选择涌泉或者会阴、命门、神阙等重要穴位中的一种，意念就集中在选中的穴位处。

　　第三，吸气。意念把普拉那能量带到、集聚在选中的穴位处，同时尽可能收缩穴位周边的肌肉和相关肌肉。

　　第四，住气。感受普拉那能量滋养穴位、活化穴位。住气时长可从3—5秒开始。随着练习加深和实践成熟，可逐渐增加到10秒甚至10秒以上。

　　第五，呼气。放松穴位周边肌肉，感受穴位处聚集的普拉那能量向周围弥散，滋养周围的每个细胞。

以上习练，可持续3—5分钟。

由于这一调息法需要使用力道来收缩穴位周边的肌肉和相关肌肉，若采用卧式习练，或在睡眠之前习练，容易激活我们的副交感神经，很快进入睡眠态。

◎　第二阶梯

第一，可采取站式，或者坐式，或仰卧式，或右卧式。若采用站式或坐式，可结苏磨手印。身心放松，舌抵上腭，自然呼吸3—8次。

第二，选择大腿、小腿及其相关穴位，或者选择下半身及其相关穴位，意念集中在选中的身体部位及其穴位。

第三，吸气。意念把普拉那能量带到、集聚在选中的部位及其穴位处，同时尽可能收缩穴位周边的肌肉和相关肌肉。

第四，住气。感受普拉那能量滋养、活化选中的部位及其穴位处。住气时长可从3—5秒开始。随着练习加深和实践成熟，可逐渐增加到10秒甚至10秒以上。

第五，呼气。放松肌肉，感受普拉那能量向周围弥散开，滋养、活化所选部位的每个细胞。

以上习练，可持续3—5分钟。

由于这一调息法需要使用力道来收缩穴位周边的肌肉和相关肌肉，若采用卧式习练，或在睡眠之前习练，容易激活我们的副交感神经，很快进入睡眠态。

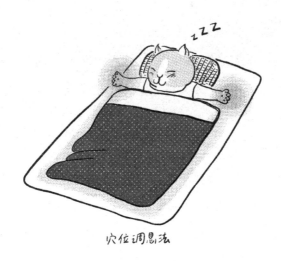

穴位调息法

作用：

这一调息法激活所选部位及其穴位区的能量，滋养周边细胞，具回春功能。睡眠之前修习，具有一定的催眠效果。

提醒：

穴位调息法一般把重点放在下半身穴位。

第四节　卵巢调息法

卵巢，成对的器官，位于女性盆腔内，呈扁卵圆形，是女性性腺。其大小及形状随年龄增长而发生变化：幼女期，表面光滑；青春期后，由于多次排卵，凹凸不平；性成熟期，卵巢最大；绝经后，体积显著减小。其主要的功能是产生并排出卵细胞，分泌性激素以促进女性性征的发育并维持之。一般而言，左、右卵巢每月交替排出一个成熟的卵子。卵巢的健康，对女性极为重要。而卵巢调息法是一种有效的卵巢健康调理方法。

方法：

第一，采用站式或坐式，或仰卧式或右卧式。若采用站式或坐式，结苏磨手印。身心放松，舌抵上腭，自然呼吸3—5次。

第二，意念集中于阴道，在意念观想阴道如莲花一样打开又关闭时，收缩和放松阴道和会阴，同时收缩和放松卵巢。

第三，缓慢吸气。吸气时，收缩下腹部，同时收缩阴道、会阴和卵巢。

第四，住气。感受普拉那能量安住在卵巢。

第五，缓慢呼气。呼气时，放松阴道、会阴和卵巢。

第六，练习到一定程度后，感受到性器官的刺感、胀感、暖和感，就可以开始调息引导普拉那能量。

第七，从卵巢到子宫循环能量调理。

缓慢吸气，把普拉那能量带进子宫，同时会阴收缩。住气，普拉那能量稳定，滋润卵巢和子宫。呼气，释放能量，但感受能量不是完全释放，而是留存一点。可做9次。

第八，从子宫到阴道、会阴循环能量调理。

子宫暖和后，缓慢吸气，同时收缩阴道，将子宫能量往下引导到阴道和会阴。住气，普拉那能量停留在阴道和会阴处并滋养。呼气，释放能量，但感受能量不是完全释放，而是留存一点。可做9次。

第九，从会阴到尾椎、骶骨循环能量调理。

收缩会阴中间和后方。吸气，能量带到尾椎、抵达骶骨，尾椎前勾启动骶骨泵，同时下巴内收启动颅泵，能量从尾椎带入骶骨，进入脊椎神经。住气，能量停留在骶骨。呼气，释放能量，但感受能量不是完全释放，而是留存一点。可做9次。

第十，从骶骨到命门能量循环调理。

通过吸气，把卵巢能量吸到命门。呼气，释放能量，但感受能量不是完全释放，而是留存一点。可做9次。

第十一，从命门到大椎能量循环调理。

吸气，感受能量从卵巢到达命门、大椎。住气。呼气，释放能量，但感受能量不是完全释放，而是留存一点。可做9次。

第十二，从大椎到玉枕能量循环调理。

吸气，感受能量从卵巢到大椎、玉枕。住气。呼气，释放能量，但感受能量不是完全释放，而是留存一点。可做9次。

第十三，从玉枕到百会能量循环调理。

吸气，感受能量从卵巢到达大椎、百会。住气。呼气，释放能量，但感受能量不是完全释放，而是留存一点。可做9次。

第十四，通过以上调息，逐渐感受头部暖和，内视，眼球逆时针转36圈，再顺时针转36圈。

第十五，保持舌顶上腭，能量顺畅，让普拉那能量驻留心轮，感受生理性能量转成爱的能量、喜悦的能量。

第十六，让普拉那能量跟从你的自主意识，让能量进入脐轮。

第十七，普拉那能量聚集在脐轮。让聚集在脐轮的能量逆时针转36圈，再顺时针转36圈。然后，让这一能量稳定在脐轮。

以上调息，对女性十分有效。若觉较复杂，可把其中的环节简化后实践。

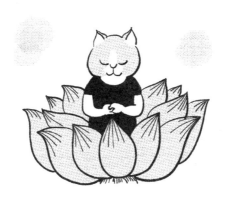

卵巢调息法

作用：

卵巢调息有助于调理女性卵巢和内分泌失调，有益于减轻宫寒，具有暖宫效果。同时，还有益于调理小腹不适、疼痛，白带增多、色黄、有异味及月经失调。还可提高免疫力，增加性能量。

提醒：

卵巢调息相对复杂，请在导师的指导下习练。

第五节 胎息养生法

胎息，是相对于凡息而言的。据说，得胎息之人可不用鼻口呼吸。我们普通大众通过肺呼吸，这是凡息。据说胎息用皮肤、肚脐、丹田来呼吸。生活中，我们很少看到胎息者。但是，胎息中一些简单的养生调息的方法，对于养生的实践还是值得肯定的。根据传统，胎息法有许多种，这里介绍几种常见的。

方法一：闭气胎息法

第一，安静之地，不饥饿、不饱腹，可以站式、坐式或卧式，自然呼吸3—5次。若采用站式或坐式，可结苏磨手印。

第二，吸气。吸气的气量大概是吸满的30%~40%。

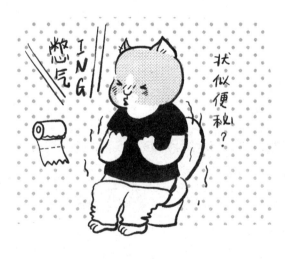

胎息养生法

第三，住气，直到身体的极限，呼气。

这种闭气胎息法，会在某时候激活人体先天的能量系统，以肚脐（脐轮）为中心的腹部会起伏跳动，此时，胎息启动。胎息启动后，可采用自然呼吸，只要意识感知腹部自然地起伏跳动即可。

以上，需要每天坚持，每次习练5—15分钟。

方法二：术法胎息法

第一，安静之地，不饥饿、不饱腹，可以站式、坐式或卧式，自然呼吸3—5次。若采用站式或坐式，可结苏磨手印。

第二，逆腹式呼吸。吸气，收缩腹部至极限时停止吸气。

第三，住气，保持腹部收缩状态。

第四，当住气略感难住时，鼻腔向外做短促式喷气，越短促越好，一次呼气可连续短促式喷气5—10次。每一次喷气时，以脐轮为中心的腹部向外弹。喷气结束短暂闭气，收腹。

重复以上练习。每次习练5—15分钟。

方法三：上清胎息法

第一，安静之地，不饥饿、不饱腹，可以站式、坐式或卧式，自然呼吸3—5次。若采用站式或坐式，可结苏磨手印。

第二，自然呼吸，无须住气。

第三，左眼为日、右眼为月，眉间处为日月合璧之处（天目、天眼）。闭目，双眼内视，凝聚于天眼处，然后，注视神阙（脐轮处）。

第四，双耳内听神阙（脐轮处）。

第五，放松神阙（脐轮处）。

重复以上练习。每次习练5—15分钟。

方法四：脐阴式胎息法

第一，安静之地，不饥饿、不饱腹，可以站式、坐式或卧式，自然呼吸3—5次。若采用站式或坐式，可结苏磨手印。

第二，吸气，感受会阴处普拉那真气升起，用意念把真气从会阴沿任脉上升到神阙（脐轮处）。注意，此时的意念是流动的，从会阴流向神阙。

第三，住气3—5秒钟，意守神阙。

第四，呼气。意念将神阙处的真气沿任脉缓缓降至会阴。注意，此时的意念是流动的，从神阙流向会阴。

第五，住气3—5秒，意守会阴。

注意，此胎息法开始练习时不应住气，而只有吸气和呼气，意念要在神阙（脐轮处）和会阴（海底轮处）之间移动。事实上，可不做3—5秒的住气，但在呼和吸之间有一个非常短暂的住气。

作用：

胎息法可提升免疫力，增加疾病抵抗力。增加智慧，开发潜能。益寿延年，返老还童。

提醒：

修习胎息法，要在合格的导师指导下练习。不要有修习的执念，应顺其自然。记住：修习胎息法，主要是服务于养生。即便没有出现所谓的"胎息"，坚持习练，也会有极好的养生效果。

附：《胎息经》

玉皇天尊曰：胎从伏气中结，气从有胎中息。气入身来谓之生，神去离形谓之死。知神气可以长生，故守虚无以养神气。神行即气行，神住即气住。若欲长生，神气相注。心不动念，无来无去，不出不入，自然常在。勤而行之，是真道路。

第六节　龙珠调息法

在传统的养生修持中，龙珠象征着睾丸。龙珠调息法就是睾丸调息法。

睾丸是外肾的一部分，是生精之地，睾丸的间质细胞分泌雄激素。通过锻炼睾丸或外肾，也就间接地锻炼了内肾，使得身心更加健康，达到养生、回春、延寿之功效。

方法：

第一，安静之地，不饥饿、不饱腹。

第二，端坐椅上，双脚落地平放，与肩同宽，内裤松开或不穿内裤，身心放松，舒展睾丸。

第三，鼻腔缓缓吸气，意念观想普拉那能量进入睾丸，使其充满能量，意念提起睾丸。

第四，住气3—5秒。随着练习加深和实践成熟，可逐渐增加到10秒甚至10秒以上。

第五，缓慢呼气，意念观想浊气呼出体外，放松睾丸，睾丸微微下降。

以上，9次为一组，持续3—6组。每组之间稍加休息。若要继续深化调息，则可以接着做下面的习练：

第六，吸气，能量在睾丸处稍停，引导能量从阴囊到会阴，意守会阴。

第七，意念集中在尾闾，引气能量从睾丸到尾闾，感受能量的畅通。

第八，能量过了尾闾，意念到达夹脊（第11节脊椎骨），能量继续上升，到达夹脊，感受能量的畅通。

第九，能量过了夹脊，意念到达玉枕（在第一颈椎和颅骨之间），能量继续上升，到达玉枕，感受能量的畅通。

第十，能量过了玉枕，意念到达百会，能量继续上升，到达百

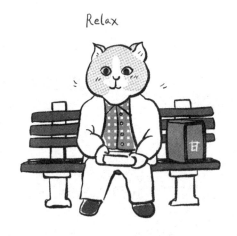

龙珠调息法

会，感受能量的畅通。

第十一，缓慢呼气。

习练到这个程度，上腭会分泌更多的"玉液琼浆"（甘露），徐徐吞下。此时，督脉畅通，身心舒适，有一种炼精化气、圆满达成感。

以上，每次可修习5—15分钟。

作用：

龙珠调息，养气养肾，有益于疗愈男性生殖方面的疾病，如阳痿早泄、遗精、前列腺问题。可转化性能量，摆脱性欲干扰，延年益寿、养生回春。

提醒：

普通习练者只建议修习此法前面的五步。

第七节 苏磨漂浮调息法

漂浮调息法，Plavini，意思是漂浮。《哈达瑜伽之光》说："将气息大量地吸进腹部并充满腹部。"①这一方法的意思是，充满气体的腹部就如葫芦，人就可漂浮在水面上。不过，人们很少通过这一方法去水面上做漂浮，因为很少人吸气可使得腹部如葫芦而能漂浮。

但是，作为一种调息法，通过适当调整，也可成为一种有效的养

---

① 斯瓦特玛拉摩著，G.S.萨海、苏尼尔·夏尔马英译并注释：《哈达瑜伽之光》（第四版），王志成、灵海，译，四川人民出版社，2018年，第175页。

生之法。我们称之为苏磨漂浮调息法。

方法：

第一，采用站式，或者坐式，或卧式。若采用站式或坐式，可结苏磨手印。

第二，鼻腔缓慢吸气，但不需吸满，一般为吸满气量的40%~50%，把普拉那能量带到腹部，腹部充气。

第三，极短暂的住气3—5秒。

第四，继续缓慢吸气，直到腹部和胸腔充满气体能量。

第五，住气。注意，住气的时间开始不要长。随着习练加深，住气时间自然会延长。感受气体能量在全身弥散、扩张，意念观想自身就如漂浮在水面上的大葫芦，充满了普拉那能量。

第六，鼻腔缓慢呼气。

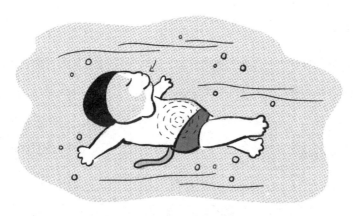

苏磨漂浮调息法

作用：

苏磨漂浮调息法有助于提高生命的活力，有益于缓解和疗愈身体问题，如四肢乏力。同时，它也是一种胎息调息法，适合各种体质的人习练。

另外，苏磨漂浮调息法还可作为一种特别的自我催眠调息法。睡前练习，有益于入眠。

提醒：

苏磨漂浮调息法最好在空腹时练习。高血压者谨慎习练。

第八节　腹荡调息法

人体的主动运动，大多是外在表现的运动，而很少是主动的内在的运动。腹荡调息法是一种主动的内在运动，它结合了调息和内在器官（组织）的运动这两者。这一调息法核心是腹部。通过腹部自主有意识地上下起伏振荡运动，肠胃等得到主动的锻炼。

方法：

◎　第一阶梯

第一，在安静的房间，采用坐式，或者仰卧在瑜伽垫上，也可卧躺在床上。

第二，意念集中在腹部。

第三，深深吸气，小腹外凸如鼓，感受普拉那能量源源不断地进入腹部。

第四，住气3—5秒。

第五，深深呼气，小腹内凹，感受普拉那能量由脐轮处（丹田）向腰骶弥散。

以上，可以持续习练，时间5—15分钟左右。

◎ 第二阶梯

第一，在安静的房间，采用坐式，或者仰卧在瑜伽垫上，也可卧躺在床上。

第二，意念集中在腹部。

第三，深深吸气，从脐轮处（丹田）引导普拉那能量抵达会阴处。

第四，住气3—5秒。

第五，深深呼气，从会阴引导普拉那能量上升至脐轮区（丹田）。

以上，可以持续习练，时间5—15分钟左右。

以上调息，类似于《寿世保元》中的心肾呼吸法："以意随呼吸一往一来，上下于心肾之间，勿急勿徐，任其自然。"

◎ 第三阶梯

第一，在安静的房间，采用坐式，或者仰卧在瑜伽垫上，也可卧躺在床上。

第二，意念集中在腹部。

第三，吸气，但不需吸满，一般为吸满气量的40%~50%，把普拉那能量带到腹部，腹部充气。

第四，住气。腹肌主动鼓荡，并通过鼓荡撞击海底轮。

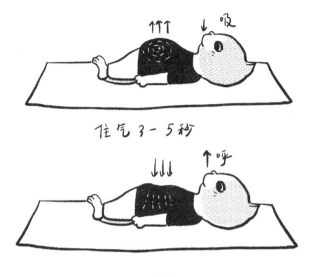

住气 3—5秒

腹荡调息法

初期练习时，可一次住气、鼓荡5—10次；随着练习的成熟和加深，可逐渐增加。

第五，住气鼓荡结束后，应自然呼吸几次，平息腹肌的紧张。然后，才可继续鼓荡。

以上，可以持续习练，时间5—15分钟左右。

作用：

腹荡调息法可以增加胃火，改善肠胃，提高消化功能。还有助于改善生殖健康，养生回春。

提醒：

高血压者谨慎习练腹荡调息法中第三阶梯的内容。如要习练，一定要在合格的导师指导下方可练习。

第九节　乌鸦调息法

乌鸦调息法是一种很特别的调息法，它模仿（雌）乌鸦（kaki）喝水的样子，来进行调息。

方法：

◎　第一阶梯

第一，在美丽的山水之间，或者在安静的处所，采用站式或坐式，结苏磨手印，自然呼吸3—5次。

第二，嘴唇，就如乌鸦喝水，缓慢从口腔吸气，并逐步下咽到达腹部。

第三，住气3-10秒，感受普拉那能量充分地滋养和扩展。

第四，缓慢呼气，随着呼气体内的浊气、废气从鼻腔、全身毛孔散发排除出去。

以上，一次练习可进行21次。

◎　第二阶梯

第一，在美丽的山水之间，或者在安静的处所，采用站式或坐式。结苏磨手印，自然呼吸3—5次。

第二，嘴唇，就如乌鸦喝水，缓慢从口腔吸气，并逐步下咽到达腹部。

第三，住气3—10秒，感受普拉那能量充分地滋养和扩展。

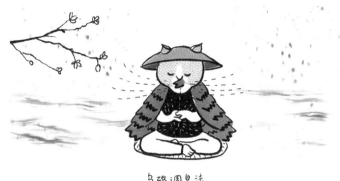

乌鸦调息法

第四，缓慢呼气，意念观想普拉那能量弥散全身，滋养全身。

以上，一次练习可进行21次。

作用：

乌鸦调息法，就如《格兰达本集》所说，实践者如乌鸦般不为疾病所侵袭。乌鸦调息法有助于促进消化，改善肠胃，改善循环，提升免疫力，还有美容、养颜之效。

提醒：

这一调息法是通过口腔吸气，练习者练习时必须要在空气洁净之地练习。

第十节　灵蛇调息法

灵蛇调息法，主要通过模仿灵蛇的呼吸法，服务于养生之目的。

方法:

◎ 第一阶梯

第一,在美丽的山水之间,或者在安静的处所,采用站式或坐式。结苏磨手印,自然呼吸3—5次。

第二,头微微向前伸出,就如蛇一般,以食道饮气,并吞咽到腹部。

第三,住气3—10秒,感受普拉那能量充分地滋养和扩展。

第四,缓慢呼气,意念观想体内的浊气、废气从鼻腔、全身毛孔散发排除出去。

以上,一次练习可进行21次。

◎ 第二阶梯

第一,在美丽的山水之间,或者在安静的处所,采用站式或坐式。结苏磨手印,自然呼吸3—5次。

第二,头微微向前伸出,就如蛇一般,以食道饮气,并吞咽到腹部。

第三,住气3—10秒,感受普拉那能量充分地滋养和扩展。

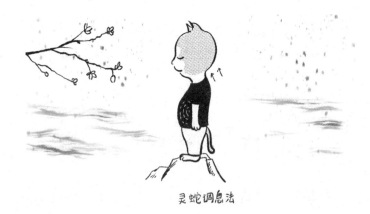

灵蛇调息法

第四，缓慢呼气，意念观想普拉那能量弥散全身、滋养全身。

以上，一次练习可进行28次。

作用：

灵蛇调息法有助于提升免疫力，疗愈胃部疾病，尤其可增强胃功能，改善消化火。它还有美容、养颜、逆龄之功，征服对死亡的恐惧。

提醒：

这一调息法是通过口腔食道饮气，练习者练习时必须要在空气洁净之地练习。

第十一节　神门调息法

神门调息法中的"神门"，指的是神阙穴和命门穴。神阙是重要穴位，在肚脐（脐轮）处。命门在身体的后背，处于神阙的正对面。神阙和命门这两个穴位非常重要。神阙属阴，命门属阳。通过有自主意识地在这两个穴位之间做调息，阴阳相互摩荡，具有极大的养生、回春效果。

神门调息法，也是《格兰达本集》中一个重要的身印法。在道家养生中，称为太乙吐纳法。

方法：

第一，在安静的处所，可采用站式或坐式，最好采用仰卧式。舌抵上颚，结苏磨手印，自然呼吸3—5次。

第二，意念集中在神阙即肚脐（脐轮）处。

第三，吸气。启动腹肌让神阙向命门贴近，感受普拉那能量从神阙到达命门。此时，腹部（肚子）下凹。

第四，住气。维持神阙—命门贴近状态3—10秒钟。随着习练成熟和加强、加深，住气时长可适当延长。

第五，缓慢呼气。放松腹肌，放松神阙（腹部），腹部（肚子）缓慢平复。

以上，一次练习可进行5—15分钟。

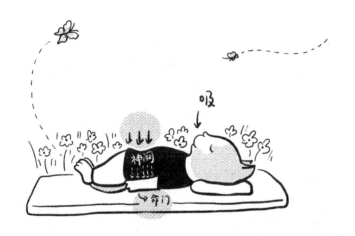

神门调息法

作用：

神门调息法强化脐轮，增加胃火，改善脾胃功能，并有助于深化腹式呼吸，增强普拉那能量，回春逆龄。

提醒：

这一调息法必须在空腹时练习。

第十二节　吞日调息法

太阳是一切生命的能量来源。生命的成长和发展，本质上都依靠太阳的能量。通过调息，尽可能吸收太阳的能量，对身心健康非常有益。吞日调息，以某种象征的形式吞下太阳，来吸收太阳能量。

方法：

第一，练习吞日调息，最好在农历每月的初一、初二和初三进行，时间最好是在太阳刚刚升起时。

第二，采用站式或坐式，面向东方，面向太阳，结苏磨手印，自然呼吸3—5次。

第三，闭上眼睛，默想太阳，感受阳光照到身上、照在脸上。

第四，张嘴，大口吸气，意念观想张大口吸气时把太阳吞进了嘴中，咽下太阳，感觉太阳从食道进心肺（心轮），并缓慢下降至腹部（脐轮）。

第五，住气3—10秒。感受太阳在脐轮处发光、发热，光照耀全身。

第六，缓慢呼气。

以上，做7次即可。不宜多做。

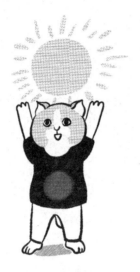

吞日调息法

作用：

吞日调息简单、易行，可增加阳性能量，增强消化火，改善肠胃功能，提升免疫力。

提醒：

这一调息法特别适合瓦塔体质和卡法体质之人。皮塔体质之人慎用。

第十三节　吞月调息法

月亮的能量来自太阳。和太阳的能量不同，月亮能量是滋养性的阴性能量。通过调息，吸收月亮滋养性的阴性能量，同样非常有益。

吞月调息，就是以某种象征的形式吞下月亮，来吸收一定的滋养性阴性能量。

方法：

第一，练习吞月调息，最好选择在农历每月的十四日、十五日和十六日，选择月亮升起的时候。

第二，采用站式或坐式，结苏磨手印，面对升起的金色月亮，自然呼吸3—5次。

第三，闭上眼睛，默想月亮，感受月光照到身上、照在脸上。

第四，张嘴，大口吸气，意念观想张大口吸气时把月亮吞进了嘴中，咽下月亮，感觉月亮从食道进心肺（心轮），并缓慢下降至腹部（脐轮）。

第五，住气3—10秒。感受月亮在脐轮处发光，照耀整个身体。

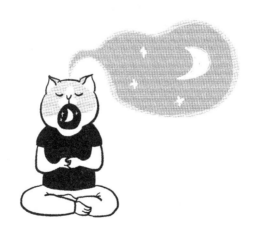

吞月调息法

第六，缓慢呼气。

以上，做14次即可。

作用：

吞月调息法可增加阴性能量，滋养心肺，美容养颜，逆龄。有助于提升免疫力。

提醒：

这一调息法特别适合皮塔体质之人，瓦塔体质和卡法体质之人也可以实践，但不宜多做。

第十四节　合掌调息法

这是一种特别的通过手掌和手臂导引、吸收普拉那能量的调息法。我们的手是全息的，手上的各处穴位是能量接收的通道口，尤其是指头和劳宫穴（劳宫轮）。通过自主有意识的呼吸带领，可打通手掌从外接收能量的通道，同时通过手臂上的经脉和络脉获取能量。

方法：

◎　第一阶梯

第一，在空气洁净、无人干扰之地，面向太阳（早上或下午方向不一样）。

第二，双手合十，意念集中在手掌上，自然呼吸3—5次，感受手掌的细微变化。

第三，吸气，感受来自太阳或至上对象的能量，源源不断地流向手掌，双掌接收能量，感受通过手掌尤其是通过劳宫穴（劳宫轮）持续接收能量，能量缓缓通过手臂经脉、络脉流向心轮。

第四，住气，感受普拉那能量通过心轮向全身各处弥散、扩展，滋养所有的细胞、组织、器官。

第五，呼气，感受通过皮肤、双腿、双脚、涌泉穴（涌泉轮），体内的废气、浊气、病气、寒气随着呼气被带出体外。

以上，做14—21次。

◎ 第二阶梯

第一，在空气洁净、无人干扰之地，面向太阳（早上或下午方向不一样）。

第二，双手合十，意念集中在手掌上，自然呼吸3—5次，感受手

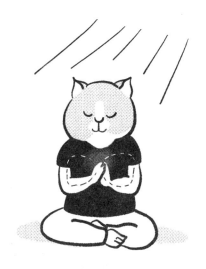

合掌调息法

掌的细微变化。

第三，吸气，感受来自太阳或至上对象的能量，源源不断地流向手掌，双掌接收能量，感受通过手掌尤其是通过劳宫穴（劳宫轮）持续接收能量，能量缓缓通过手臂经脉、络脉流向心轮。

第四，住气，感受普拉那能量通过心轮向全身各处弥散、扩展，滋养所有的细胞、组织、器官。

第五，呼气，感受七大脉轮散发光芒，全身散发着强烈的光芒。

以上，做14—21次。

作用：

合掌调息简单、易行、方便，有助于吸收太阳能量或高维的能量，打通经络，排除病气、寒气、浊气。调理手脚冰凉，平衡各大脉轮。

提醒：

若长期习惯性习练，则手掌、手指和劳宫穴（劳宫轮）很容易散溢能量。需要注意保护，不可通过双手（尤其右手）过多外泄能量。

第十五节　行禅调息法

行禅调息法，是一种在运动中进行的调息技术，适合自然养生。其核心是在行走时，通过有效的调息来保持内在能量的有效运行，从而给身体以滋养。

方法：

◎ 第一阶梯

第一，在平坦的道路或房间中或操场上行走。

第二，吸气，行走3—8步，感受普拉那能量从大地深处上升，从脚底、从涌泉穴徐徐涌进身体。

第三，住气，行走3—8步，行走时安静、专注、正念，感受普拉那能量从脚部、腿部从下而上继续弥散全身，充满能量。

第四，呼气，行走3—8步，感受随着呼气身体中的压力、浊气、寒气、湿气等从胸部往下，沿着腿部、脚底释放。

如此，行走15分钟以上。

◎ 第二阶梯

第一，在平坦的道路或房间中或操场上行走。

第二，吸气，行走3—8步，感受普拉那能量从大地深处上升，从

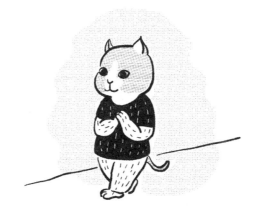

行禅调息法

脚底、从涌泉穴徐徐涌进身体。

第三，住气，行走3—8步，行走时安静、专注、正念，感受普拉那能量从脚部、腿部从下而上继续弥散全身，充满能量。

第四，呼气，行走3—8步，从胸部到腿部、到脚底，感受普拉那能量滋养。

如此，行走15分钟以上。

作用：

行禅调息活络筋骨气血，改善手脚冰凉，提升睡眠质量，提高免疫力。

提醒：

这一修法安全有效，无副作用。没有干扰、专注修习，则效果更佳。吸气、住气和呼吸时长，一定要根据自身身体的实际来实践，不可以强行要求自己吸气、住气、呼气时行走要达到几步。要顺其自然。

第十六节　狮吼式调息法

狮吼式调息是一种模仿狮子吼的调息法。

方法：

第一，跪坐，双腿打开与髋同宽，臀部坐于脚踝上，双手掌心向下分别放在膝盖上，手臂伸直，十指大大张开，背部伸直，下巴微收，微闭双眼。

第二，腹式呼吸。深深吸气。

第三，住气3—8秒。

第四，呼气。呼气时，张大嘴巴，伸出舌头（尽最大能力伸长舌头），眼睛往上看（翻白眼），意念集中在眉间轮，喉咙连续发出"啊"的声音。

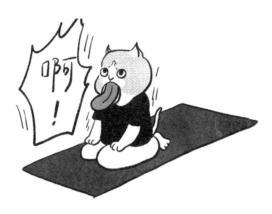

狮吼式调息法

以上，调息7次，收舌闭嘴，为一轮。可连续练习4—7轮。

作用：

狮吼式调息有助于改善舌头和喉咙的血液循环，防治咽炎、扁桃腺炎，改善喉部的声线和音质，对治疗口吃有益；放松颈部，帮助颈部正位；减少脸部、眼角皱纹。还有助于调节内分泌，治疗口臭和清洁舌头，并能改善喉轮，增强自信。

提醒：

喉咙肿痛、口腔溃烂、身体发烧、女性生理期，患癌症、高血压、心脏病等患者，不适合练习此法。

第十七节　哈声调息法

哈声调息，主要是在调息中喉咙发出"哈"的声音来达到排毒、通气、调理身心之目的的一种调息法。

方法：

第一，在安静、空气洁净之地，采用站式或坐式，舌抵上腭，结苏磨手印，自然呼吸3—5次。

第二，吸气。缓慢吸气5—10秒，感受普拉那能量弥散进身体的每一个细胞、每一条血管、每一块肌肉、每一根骨头，弥散进整个大脑和各脏器中。

第三，住气5—10秒，感受普拉那能量滋养身体的每一个细胞、

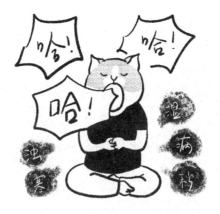

哈声调息法

每一条血管、每一块肌肉、每一根骨头，滋养整个大脑和各脏器。

第四，腹肌强烈收缩，呼气1—2秒，呼气的同时，口腔发出"哈"音，感受体内的浊气、病气、寒气、湿气随着"哈"音一起哈出体外。

以上，整个修习做7—14个呼吸即可。

作用：

哈声调息有助于舒经通肺，改善喉轮，释放压力，并强化脐轮。

提醒：

感冒、咽炎、高血压、心脏病患者不适合练习哈声调息法。

第十八节　六字诀调息法

南北朝时期梁代陶弘景的《养性延命录》说："凡行气，以鼻纳气，以口吐气，微而引之名曰长息。纳气有一，吐气有六。纳气一者

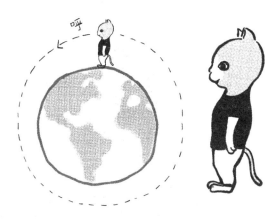

谓吸气，吐气有六者谓吹、呼、唏、呵、嘘、呬，皆出气也。"

作为一种调息法（吐纳法），六字诀调息通过"吹、呼、唏、呵、嘘、呬"这六个字不同发音的口型以及发音时唇、齿、喉、舌不同的用力方式，从而带动相应的经脉、络脉、脏腑组织等气血运行。

方法：

采用站式，双脚与肩同宽，头正身正，双膝微屈，身心放松，自然呼吸3—5次。

◎ 一、"嘘"字诀

双脚收回并立，双手手心向内分别贴放在两侧肋，手指下斜。

腹式呼吸。缓慢吸气。不住气。缓慢呼气，呼气时发"嘘"（xū）音，同时提肛缩肾。吸气时舌抵上腭，呼气时舌下落。

以上连续6次为一轮。一次可做7轮。

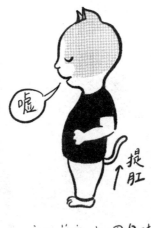

"嘘"字诀调息法

◎ 二、"呵"字诀

双手重叠，放在左胸口（男性左手在下，女性右手在下）。双眼轻闭。

腹式呼吸。缓慢吸气。不住气。缓慢呼气，呼气时发"呵"（hē）音，同时提肛缩肾。吸气时舌抵上腭，呼气时舌下落。

以上连续6次为一轮。一次可做7轮。

◎ 三、"呼"字诀

双手手心向里、十指相对，轻贴腹部。双眼轻闭。

腹式呼吸。缓慢吸气。不住气。缓慢呼气，呼气时发"呼"（hū）音，同时提肛缩肾。吸气时舌抵上腭，呼气时舌下落。

以上连续6次为一轮。一次可做7轮。

◎ 四、"呬"字诀

双手向上，手心朝内，手指上斜，轻贴胸部，双眼轻闭。慢慢吸气。

腹式呼吸。缓慢吸气。不住气。缓慢呼气，呼气时发"呬"（sī）音，同时提肛缩肾。吸气时舌抵上腭，呼气时舌下落。

以上连续6次为一轮。一次可做7轮。

◎ 五、"吹"字诀

双手手心向内，手指向下，轻贴腰眼，双眼轻闭。

腹式呼吸。缓慢吸气。不住气。缓慢呼气，呼气时发"吹"（chuī）音，同时提肛缩肾。吸气时舌抵上腭，呼气时舌下落。

以上连续6次为一轮。一次可做7轮。

◎ 六、"唏"字诀

双手前放到胸部和腹部，按自己最自然的方式放在两个部位。双眼轻闭。

腹式呼吸。缓慢吸气。不住气。缓慢呼气，呼气时发唏（xī）音，同时提肛缩肾。吸气时舌抵上腭，呼气时舌下落。

以上连续6次为一轮。一次可做7轮。

作用：

"嘘"字诀，可以平肝气。有助于疗愈双目干涩、面肌抽搐、口眼歪斜、头目眩晕、肝肿大等症。

"呵"字诀，可以补心气。有助于疗愈心悸、心绞痛、失眠、健忘、盗汗、多梦等症。

"呼"字诀，可以培脾气。有助于疗愈腹胀、腹泻、四肢疲乏、食欲不振、皮肤水肿等症。

"呬"字诀，可以补肺气。对咳嗽、喘息有疗愈效果。

"吹"字诀，可以补肾气。有助于疗愈腰膝酸软、盗汗遗精、阳痿、早泄、子宫虚寒等症。

"唏"字诀，理三焦。有助于疗愈眩晕、耳鸣、喉痛、胸腹胀闷等症。

提醒：

"嘘"字诀调息，可以睁开双眼练习。而其余五字诀的调息，则需要双眼轻闭。

第十九节　彭祖闭气调息法

彭祖，传说中活了800岁的上古人物。据说，他是一位伟大的养生家，创立了导引术、膳食术、房中术、炼丹术，这些都是中华文化的瑰宝。在导引术上，他最有特色的修法，即彭祖闭气调息法。从瑜伽角度看来，彭祖闭气调息法是一种后天可以习得的调息技术，有助于平衡脉轮，增强生命的机能。我们稍作改造，也介绍给大家。

方法：

第一，自然盘坐，身心放松，双手大拇指内扣握拳，分别放在左右大腿上。

第二，缓慢吸气。吸满。

第三，吐气，吐尽，同时，小腹外鼓。

第四，住气（闭气），全身放松，小腹自然放松收回到正常状态。

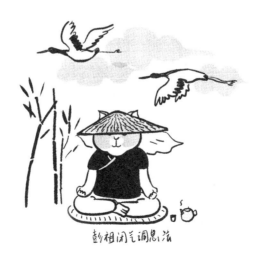

彭祖闭气调息法

第五，住气到身体极限后，换气。先用鼻腔深吸一口气，再用鼻腔自然呼出。

第六，自然呼吸。调整肺部回到调息前的自然状态。

以上，需要持续修持，每次最好修习15—30分钟。

作用：

彭祖闭气调息有助于增强人体机能，逼出寒气，激活潜能，充满真气，提升免疫力，有助于疗愈哮喘、慢性支气管炎和慢性肺气肿等症。

提醒：

彭祖闭气调息适合空腹修习，不宜饱饭后练习。另外，住气时长必须要根据自身身体实际决定，切不可盲目住气（闭气）。

第二十节　彭祖抗寒调息法

彭祖闭气调息法功能甚多，其中逼出寒气是最基本的。具体方法称为彭祖抗寒调息法。这种有助于抗寒的功法，传统上也称为火龙功。具体如下。

方法：

第一，可以首先习练5分钟的彭祖闭气调息法。

第二，自然静坐，身心放松，双手大拇指内扣握拳，分别放在左右大腿上。

第三，比较强烈的腹式呼吸。吸气，鼓腹；呼气，收腹。

第四，火龙缠身：在呼吸时意念观想"我即彭祖，彭祖即我"，之后观想强大的太阳能形成火龙一样围绕着身体旋转，散发出强烈的火能量。

观想一段时间，深深吸气，感受能量从身后上升；深深呼气，感受能量从身前落下。如此反复9—18次。

第五，火龙入身：意念继续观想，火龙从顶轮进入身体。呼气时，火龙能量从胸部直到脚部；吸气时，火龙能量从背到头顶。如此反复9—18次。

第六，火龙行身：意念观想火龙沿任督两脉循环游走。吸气时，火龙能量从督脉上行；呼气时，火龙能量从任脉下行。如此反复9—18次。

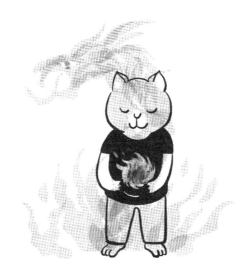

彭祖抗寒调息法

第七，火龙成身：最后意念观想火龙进入脐轮，并化为火球，光照全身。默念"我即火龙，火龙即我"，直至进入忘我寂静之境。

第八，双手捧腹，静坐几分钟，收功。

作用：

这一调息法有助于驱寒抗寒，增强体质，使人充满真气，精力充沛特别适合水型体质之人，。

提醒：

火龙功调息容易上火、口渴、鼻燥，口舌生疮，不适合火型体质之人习练。

练习火龙功后，不应喝冰镇冷水。练功后适宜补充蜂蜜温水。

第十五章

生命觉醒调息法

绝大多数的调息法重点关注对身体能量的调理和调养，但也有少数调息法是直接面向身心能量的提升。这些调息法，具有促进身心健康的作用，但主要关切的则是生命的觉醒和圆满。本书最后一章，就介绍一些与生命觉醒和圆满相关的实用调息法。

第一节　瑜伽收束法

在哈达瑜伽经典《哈达瑜伽之光》中，收束法和身印是结合在一起的。在实际的运用中，往往又和调息法结合使用。事实上，哈达瑜伽三种基本的收束法，也可被视为三种调息法，这三种收束法，既可以独立作为调息法使用，也可以和其他形式的实践结合使用。

收束法，目的是把普拉那能量"锁定"在某个特定的区域，并引导这些能量进入中脉。哈达瑜伽认为，只有普拉那能量进入中脉，生命才会觉醒和圆满。当然，收束法更可以激活生命中的能量，达到各种特定调息法的修习效果。这里，我们介绍三种基本的收束法：收颌收束法（喉锁）、收腹收束法（脐锁）和会阴收束法（根锁）。

一、收颌收束法（喉锁）

第一，坐式，稳稳坐着，可用莲花坐或至善坐，也可稳坐在凳子上。

第二，双掌分别放在双膝盖上。

第三，身心放松，闭上双眼，内视。自然呼吸3—5次。

第四，深深吸气。

第五，住气。头颅向前下方低下，下巴尽可能抵扣胸骨处。

第六，双肩稍前耸劲，双臂双肘挺直不动。保持这一体位，直到住气难以持续为止。

第七，放松双臂双肩，放松下巴，缓缓抬头，头颅直起时缓慢呼气。

以上，为一轮完整的喉锁。一次可做5—14轮。

二、收腹收束法（脐锁）

第一，坐式，稳稳坐着，可用莲花坐或至善坐，也可稳坐在凳子上。也可采用站式。

第二，身心放松，闭上双眼，内视。自然呼吸3—5次。

第三，深深吸气。

第四，住气，腹肌向内、向上收缩。保持这一体位，直到住气难以持续为止。

第五，缓缓呼气，放松腹部肌肉。

以上，为一轮完整的脐锁。一次可做3—7次。

三、会阴收束法（根锁）

第一，采用任何合适自身的冥想体位。也可至善坐，施压于会阴区域。

第二，闭眼，身心放松，自然呼吸。

第三，意念内观、集中于会阴区。

第四，收缩骨盆底会阴处的肌肉，放松。

第五，收缩—放松，收缩—放松，连续21次。

第六，自然呼吸。

以上，为根锁第一阶段。

第七，继续收缩会阴区域，充分感知这一区域。

第八，再进一步收缩会阴，同时，身体其他部位保持放松。

刚开始习练时，可以明显感受到肛门和尿道括约肌也在收缩。随着收缩控制力的提升，逐渐感知只有会阴收缩。

第九，缓慢、均匀地放松肌肉，调整意识，意念专注于收缩点即会阴处。

第十，继续紧缩会阴，完全放松。

以上，收缩—放松，收缩—放松，可连续做14次或21次。

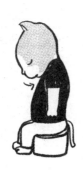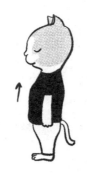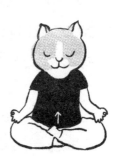

瑜伽收束法

作用：

喉锁（收颌收束法），有助于修复、强化喉轮，有助于甲状腺以及相关腺体功能改善。

脐锁（收腹收束法），有助于修复、强化脐轮，按摩腹腔内各组织器官，增加食欲，促进消化，预防便秘。并且，还有益于改善上行气，唤醒昆达里尼能量。

根锁（会阴收束法），有益于泌尿、排泄系统，可以促进海底轮的发展，也可以改善生殖轮的平衡。

提醒：

喉锁（收颌收束法）：头颅抬起和放下时、处于收束体位时，一般不做呼吸。

脐锁（收腹收束法）：孕妇、心脏病、胃溃疡等患者不适合练习脐锁。饭后也不合适习练这一功法。

根锁（会阴收束法）：女性经期时不可练习根锁。

第二节　树木调息法

树木代表着生命，或旺盛、盛大，或凋敝、凋零。通过与树木建立能量的共融，可以改善生命的能量。只是，调息者需要选择合适自身的树木。一般而言，要选择那些健康的、和自身体质契合的、树冠盛大的树木。有的树木偏寒，如雪松，就不适合卡法体质之人，也不适合瓦塔体质的人，但皮塔体质之人却可以选择雪松。

方法：

◎　第一阶梯

第一，选择适合自身体质的树木，选择合适的时间。

第二，采用站式，双手抱树。

第三，吸气，感受能量从盛大的树木上源源不断地进入左手掌的劳宫轮，能量逐渐通过手臂扩展进肺部。

第四，呼气，感受能量从肺部通过右臂、右手掌的劳宫轮传回树木。

以上，循环21—49次，感受自身与树木建立起来的能量共融。然后，左、右能量流动调换方向，再呼—吸循环21—49次。

◎　第二阶梯

第一，选择适合自身体质的树木，选择合适的时间。

第二，站式，与树并立，面向树木，结苏磨手印。

第三，吸气，感受能量从盛大的树木进入顶轮，并通过顶轮一直向下贯通到海底轮、涌泉轮。

第四，住气3—10秒，感受能量在体内扩展。

第五，呼气，感受能量从涌泉轮向下传回树木。

第六，以上，循环21—49次，感受自身与树木建立起来的能量共融。

第七，上、下能量流动调换方向。

吸气，感受能量从树木传进涌泉轮，并通过涌泉轮一直上升贯通海底轮、生殖轮、脐轮、心轮、喉轮、眉间轮和顶轮。

第八，住气3—10秒，感受能量在体内扩展。

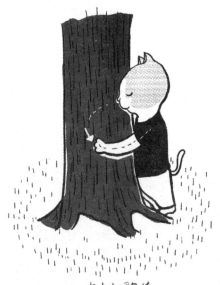

树木调息法

第九，呼气，感受能量从顶轮向上，传回树木。

以上，循环21—49次，感受自身与树木建立起来的能量共融。

作用：

通过与树木建立能量共融，获得树木之盛大能量的滋养，有助于内在能量贯通经络、脉轮等能量的关键节点和中心，感受宇宙能量的一体性而扩展自我。

提醒：

树木调息的时间，上午、中午或下午都可以，但一般不建议晚上练习。在极端天气下不适合习练树木调息。习练者要选择适合自身体质的树木，这一点十分重要。

另外，可在导师指导下修习。

第三节　唵声调息法

唵，Om，类似于我们道家的阴阳图。诸多奥义书和古代圣贤，多把各种特别的内涵和意义赋予这个唵声，这个唵声，被视为宇宙的创造、维系和毁灭的种子，也是最初的圣言。唵声调息，就是练习觉知天人合一或者梵我一如，就是培养自我融入无限的觉知力。

方法：

◎ 第一阶梯

第一，室内或室外均可，站式或坐式，自然呼吸3—5次。

第二，吸气，静默念诵A音（长音[a:]，或aa），意识集中在脐轮，意念观想宇宙的创造性能量即普拉那进入脐轮。

第三，住气，静默念诵U音（长音[u:]，或oo），意识集中在心轮，意念观想宇宙的维系性能量即普拉那进入心轮。住气时长，根据自身体质和实际可长可短。随着习练加强加深，可以逐渐延长住气时间（与其他调息法类似）。但切记，绝不可勉强。

第四，呼气，静默念诵M音（长音mm），意识集中在顶轮，意念观想宇宙的转化性能量即普拉那进入顶轮。

◎ 第二阶梯

第一，安稳坐式。吸气，鼻腔延长式吸气，能量抵达腹部、聚集在腹部，意识集中在腹部，默念"唵"（Om），同时"唵"（Om）在腹部呈压缩之状。

第二，住气，能量聚集在腹部，感受压缩之状的"唵"（Om）

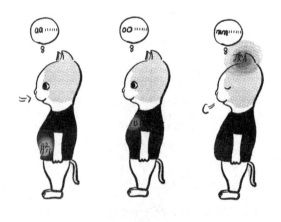

唵声调息法

和普拉那能量相融合。住气时长，根据自身体质和实际可长可短。随着习练加强加深，可以逐渐延长住气时间（与其他调息法类似）。但切记，绝不可勉强。

第三，呼气，开小口，上下牙不要触碰，舌头平放，同时发出缓慢的"唵"（Om）声，"唵"（Om）声如电波向身体周围扩展……也可在呼气收尾时，收紧腹肌，内观脊柱中脉，延长呼气时间。

作用：

唵声调息能量强大，可激活脐轮、心轮和顶轮，有助于打通中脉，开启自我认知的内在旅程。

提醒：

唵声调息法功力强大，应在合格的导师指导下修习。

第四节　嗖翰调息法

嗖翰调息法，Soham Pranayama，一种吠檀多传统的调息方法，也是一种有效促进自我觉悟的强大的调息法。So的字面意义是"那"，这个"那"可以理解为"至上的普拉那"，或者"纯粹的梵"，或者宇宙终极的"道"；ham的字面意义是"我"。合起来Soham的意思是"我就是那""我就是普拉那""我就是梵""我就是道"。这一调息法，无须特别的条件和要求，任何人都可以习练，也不限制次数。

方法：

◎ 第一阶梯

第一，室内或室外均可，站式或坐式，自然呼吸3—5次。

第二，自然吸气，眼睛内视，默念"嗖"（so），随着吸气"嗖"（so）如一条白色的普拉那能量带，从鼻腔直抵胸腔，感受与整个至上普拉那能量对接和融合。

第三，自然呼气，无须住气。眼睛内视，默念"翰"（ham），随着呼气能量扩展，"翰"（ham）如一条红色的普拉那能量带，从胸腔直抵鼻腔，感受与整个至上普拉那能量融合。

◎ 第二阶梯

"嗖翰"（Soham）调转成"翰萨"（Hamsa）。具体如下。

第一，自然吸气，眼睛内视，默念"翰"（ham），随着吸气

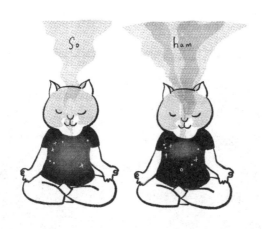

嗖翰调息法

"翰"（ham）就如一条白色的普拉那能量带，从鼻腔直抵胸腔，感受与整个至上普拉那能量对接和融合。

第二，自然呼气，无须住气。眼睛内视，默念"萨"（sah），随着呼气能量扩展，"萨"就如一条红色的普拉那能量带，从胸腔直抵鼻腔，感受与整个至上普拉那能量融合。

作用：

嗖翰调息有助于消除过多的下行气，促进生命的觉悟，促进感知梵我一如、天人合一之境，促进生命的觉醒和圆满。

提醒：

正如弗劳利（David Frawley）说的，相比"翰萨"（Hamsa）调息，嗖翰（Soham）调息能更好地强化呼吸，带来更大的能量。修习者可以自由选择"嗖翰"（Soham）或者"翰萨"（Hamsa）实践。

第五节　中脉调息法

传统瑜伽认为，人的身体主要有三条特别重要的经络，即左脉、右脉和中脉。传统的哈达瑜伽，主要的目的就是把左脉、右脉中的能量引导进入中脉。

中脉调息法是上乘的调息法，但需要身心净化后才有效。这一调息，能量需要沿着脊柱在命根气和下行气之间分别贯通、穿越不同的脉轮。大瑜伽士们认为，一旦左脉、右脉的能量进入了中脉，就打通了个体生命的普拉那能量和宇宙普拉那能量交融的通道，生命即达到自由之境。

方法：

◎ 第一阶梯

第一，室内或室外均可，站式或坐式，自然呼吸3—5次。

第二，吸气，缓慢细长，意念观想普拉那能量如一条白色的清凉能量线从上到下、从顶轮进入体内，逐次经过眉间轮、喉轮、心轮、脐轮、生殖轮，直至海底轮。

第三，住气。感受能量扩展，直至渗透四肢、脚心、脚指头、手掌、手指。住气时长，根据自身体质和实际可长可短。随着习练加强加深，可以逐渐延长住气时间（与其他调息法类似）。但切记，绝不可勉强。

第四，呼气。意念观想能量从海底轮往上，渐次经过生殖轮、脐轮、心轮、喉轮、眉间轮，直达顶轮，并在顶轮开出盛大的莲花，温暖的能量透过莲花扩展，和宇宙的能量联结。

以上，可以持续练习5—15分钟。

◎ 第二阶梯

第一，吸气，缓慢细长。意念观想普拉那能量如一条红色温暖的能量线，从下往上延伸，从地心而上，渐次经过涌泉轮，抵达海底轮、生殖轮、脐轮、心轮、喉轮、眉间轮，最终抵达顶轮。

第二，住气。感受能量扩展，直至渗透四肢，脚心，脚指头，手掌，手指。住气时长，根据自身体质和实际可长可短。随着习练加强加深，可以逐渐延长住气时间（与其他调息法类似）。但切记，绝不

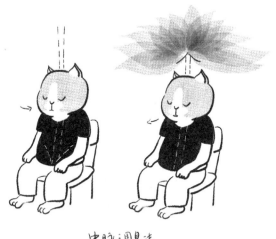

中脉调息法

可勉强。

第三，呼气，缓慢细长，意念观想普拉那能量如一条白色的能量粗线从上而下，从顶轮经过眉间轮、喉轮、心轮、脐轮、生殖轮，直达海底轮，并透过海底轮一直延展，直达涌泉轮、脚趾，达到地心。

作用：

中脉调息有助于打通脉轮，带来身心健康，促进觉悟梵我一如，感知天人合一，带来生命觉醒和圆满。

提醒：

第一阶梯和第二阶梯的调息都有助于打通中脉。不过，前者能量通达上天，更多的是和宇宙性的阳性能量（天）联结。后者则更多和宇宙性的阴性能量（地）联结。因此，前者更适合卡法体质之人习练，而后者更适合瓦塔体质之人。这两个阶段，均适合皮塔体质之人。只是在更多时候，我们建议两个阶段交替练习为妙。

第六节　读经调息法

读经也可以成为一种非常特别的调息方式。选择合适的真正的经典，把读经和调息有机结合起来，达成调息的最佳效果。经典文本文字，就如Om一样，本身附带着强大的能量。作为一种特别的调息方式，需要选择符合自身气质和体质的真正经典，诸如《瑜伽经》《薄伽梵歌》《奥义书》《哈达瑜伽之光》等瑜伽经典，或者诸如《道德经》《心经》《金刚经》等经典。

方法：

◎　第一阶梯

第一，坐式，可采用金刚坐，或其他合适的坐姿。

第二，把你选择的经典放在面前，或放在合适的位置上，只要你可以清楚地看见经文。

第三，鼻腔快速吸气。

第四，自然呼气。在呼气之前，尽快念出选定的经文，从腹部发声，念出每个字，声音震动全身。

第五，念读文字时，意识集中在腹部，每念一个字，腹部自然收缩一点，同时收缩会阴。收腹到极限，肚脐逐渐贴近命门。收腹和收缩会阴，开始时强度要小，随着练习的加强加深，可以逐渐增加强度。

以上，每天可修习几次，每次修习5—15分钟。

◎　第二阶梯

第一，坐式，可采用金刚坐，或其他合适的坐姿。

第二，把你选择的经典放在面前，或放在合适的位置上，只要你可以清楚地看见经文。

第三，鼻腔快速吸气。

第四，自然呼气。在呼气之前，尽快念出选定的经文，从腹部发声，念出每个字，声音震动全身。

第五，念读文字时，感受会阴部有力的收缩，腹部则自然收缩。收缩会阴，开始时强度要小，随着练习的加强加深，可以逐渐增加强度。

以上，每天可修习几次，每次修习5—15分钟。

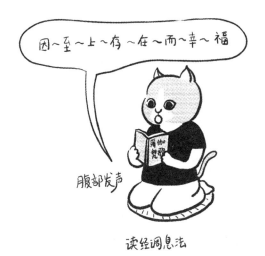

读经调息法

作用：

以上读经调息，有助于预防和疗愈男女盆腔内和生殖系统疾病，有助于减轻尿频、尿急、尿等待、尿不尽、漏尿、夜尿频繁等现象。还有助于改善女性外阴部的色素沉着，激活男女海底轮能量。

提醒：

读经调息，看起来简单，其实并不容易。在习练过程中可能会出现一些身体现象，如阴吹，也可能出现性欲下降等。当出现身体各种现象时，不要执着，不用担心。

第七节　宝瓶气调息法

身体就是宝瓶。就如水注入宝瓶、注满宝瓶一样，通过吸气把普拉那能量驻留在体内。这一调息法，和哈达瑜伽中的漂浮调息法有些相似，最初在密宗中流行。从瑜伽的角度看，单纯地作为一种调息法，对于调理身心比较有效，对培养自我观照力比较有效。

方法：

◎　第一阶梯

第一，预备。深深呼气，呼尽。然后，开始正式习练。

第二，深深吸气，吸到不能再吸。

第三，住气。意念观想身体如金刚宝瓶。

第四，无法再住气时，鼻腔快速呼气。随着呼气，体内所有的病气、浊气等都排出体外。

以上，每天可习练1—3次，每次习练5—15分钟。

◎　第二阶梯

第一，预备。深深呼气，呼尽。然后，开始正式习练。

第二，深吸一口气，气量为肺活量的70%~80%。

第三，住气。意念观想身体如金刚宝瓶。

第四，无法再住气时，再次吸气，吸满。继续住气。观想身体如金刚宝瓶。

第五，无法再住气时，鼻腔快速呼气。随着呼气，体内所有的病气、浊气等都排出体外。

以上，每天可习练1—3次，每次习练5—15分钟。

◎　第三阶梯

第一，空气清新之地，采用站式或坐式，舌抵上腭，身心放松。

第二，预备。深深吸气，住气3秒。呼气，呼尽。如此可做3次。然后，正式开始宝瓶气调息。

第三，缓慢吸气，气量为肺活量的60%左右。住气。住气时长根据自身实际。观想自身如金刚宝瓶。

第四，继续缓慢吸气，吸到肺活量的80%左右。继续住气。观想自身如金刚宝瓶。

第五，继续缓慢吸气，吸满。住气。观想自身如金刚宝瓶。

第六，鼻腔快速呼气。随着呼气，观想体内浊气、病气、湿气、邪气快速从皮肤、鼻腔排出。

以上，每天可习练1—3次，每次习练5—15分钟。

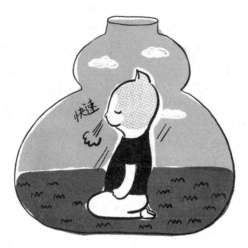

宝瓶气调息法

作用：

宝瓶气调息增强心肺功能，有助于引发胎息，提升免疫力，对各种慢性病等具有疗愈之效。

提醒：

宝瓶气调息需要在空气清新洁净之地修习。

第八节　吸升呼降调息法

吸升呼降调息，首先由"中国近代医学第一人"中医大家张锡纯先生所倡导。据说，张锡纯先生受到《黄帝内经》的启发，而提出这一实用的调息之法。这一调息法也可以简单地视为小周天调息法。张锡纯先生提供的这一调息法简单、易学，不容易出偏差，按照他的方法，只需让呼吸能量沿着任脉、督脉所构成的圆环流动即可。

方法：

第一，可采用站式、坐式或卧式。舌抵上腭，自然呼吸3—5次。

第二，呼气，感受普拉那气息能量沿着任脉从两乳间的膻中逐次下降到神阙（肚脐）、降到下腹。

第三，吸气，感受普拉那气息能量沿着后背的督脉从下向上逐次上升直到头顶百会。吸气时，也可微微收缩会阴（阴跷）。

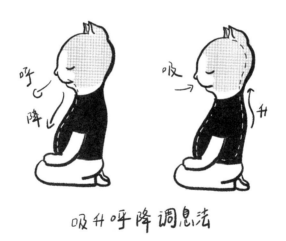

吸升呼降调息法

作用：

"呼降吸升"构成了一个椭圆（即小周天），普拉那能量沿着这个椭圆（小周天）运行。开始阶段，主要是依靠"意通"，逐渐通过"意通"带动"气通"或者说"能量通"。

张锡纯认为，这一调息法"盖通督脉可愈身后之病；通任脉可愈身前之病；督任皆通，元气流行，精神健旺，至此可以长生矣"。

提醒：

做"呼降吸升"调息时，意念不需太过集中。

第九节　十六字诀调息法

古老的十六字诀调息法，被尊为"十六锭金"："一吸便提，气气归脐，一提便咽，水火相见。"之所以被称为十六锭金，是因为十六字诀中每一个字就值一锭金，16字值16锭金，表达了这一修法的珍贵。这一调息法包含了提肛、咽津、腹式呼吸三种功法。

方法：

第一，在无干扰的安静之地，站式，或坐式，自然呼吸。

第二，身心安宁，舌头搅动上下腭，生津，吞下津液，感受津液能量抵达腹部脐轮（丹田）。

第三，吸气，能量到达脐轮；提缩会阴，意念把内在能量从会阴处提升至脐轮，命根气和下行气在脐轮融汇。

第四，住气。命根气和下行气在脐轮处稳定。会阴处于收缩状态，不要放松。

第五，呼气。放松会阴，意念将脐轮之气逐次经会阴进入督脉，并从尾闾沿脊柱中线之命门、夹脊、玉枕直透入泥丸（脑神，精根）。

第六，短暂地住气，意念将泥丸处的内气连同口津一起送入脐轮，在脐轮暂留一会。

以上，每天可习练1—3次，每次习练5—15分钟。

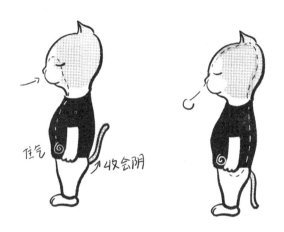

住气 收会阴

十六字诀调息法

作用：

十六字诀调息有助于平衡阴阳，咽津入丹田，既能引导心火下降，又能助运肾水上升，最后促成心肾相交，水火既济。如此增强肾功能，有助于疗愈性冷淡、性无能，改善女性经期紊乱。并且，有益于激活海底轮，提升性能的转化。

提醒：

这一功法，类似于小周天调息，主要还是依靠"意通"，逐渐通过"意通"带动"气通"或者说"能量通"。

第十节 千金内丹调息法

内丹一词属道家词汇。内丹之"内"，指身体内部；"丹"则指人体精气神结合而成的产物。通过气也就是普拉那能量的运行和锻炼，可以在体内"结丹"。也即是，通过习练，可感受到内在能量运行，精气神丰沛，从而带来身心健康和觉性提升。

方法：

◎ 第一阶梯

第一，自然站立，膝盖微曲，马步站桩，抬头挺胸，上身微曲。缓慢呼吸。

第二，肚脐处以下凹缩下去，肚脐处以上凸显出来。

第三，缓慢吸气。

第四，住气，以手轻敲脐轮处（丹田）。

第五，停止轻敲脐轮，呼气。

以上，吸气、住气并轻敲脐轮、呼气循环练习。每次习练10分钟左右，可每天2次。

◎ 第二阶梯

第一，自然坐姿，肩膀后扩，挺胸正背。

第二，六分吸气（即吸气量为肺容量60%），收下巴，低头，上身前屈。

第三，住气。肚脐处以下凹缩下去，肚脐处以上凸显出来。

第四，意念观想脐轮处有一金色能量火球，顺时针方向旋转，能量火球每转一次，心中默数一个数字。

第五，直至达到身体体质住气极限后自然呼气。

第六，自然呼吸。呼吸几次后，继续习练。

以上，每次习练10分钟左右，可每天2次。

◎ 第三阶梯

第一，自然坐姿，肩膀后扩，挺胸正背。

第二，六分吸气（即吸气量为肺容量60%），收下巴，低头，上身前屈。

第三，住气。肚脐处以下凹缩下去，肚脐处以上凸显出来。

第四，意念观想脐轮处有一金色能量火球，能量火球经过尾闾到夹脊，感受火球在脊椎骨内上下贯通。

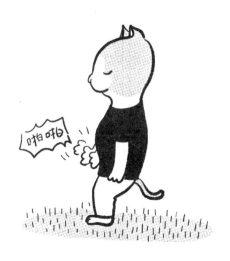

千金内丹调息法

第五，呼气，放松腹部。

以上，每次习练10分钟左右，可每天2次。

作用：

内丹调息激活脐轮，畅通体内能量运行，有助于能量的周天运行。

提醒：

在内丹调息过程中，可能出现各种神奇的现象，练习者不能执着这些现象，要努力学会能量转化，不要被生理性的能量束缚。

第十一节　希瓦林伽调息法

瑜伽行者把希瓦认作是瑜伽之主、瑜伽第一人，认为他为瑜伽提供了系统的体位法、呼吸法、调息法、冥想法、唱诵法、生活方式，等等。瑜伽行者认为，希瓦林伽力量强大。而林伽调息则是希瓦瑜伽中强大的修持法。

方法：

第一，环境安静、洁净，做好各种预备。

第二，坐式，单盘、双盘或自由盘，结苏磨手印或智慧手印，自然呼吸7次。内心充满敬畏之心。

第三，闭眼。意念观想圆柱形的林伽（Shiva linga）和林伽基座。

第四，意念观想身体就是整体性的林伽。

第五，缓慢吸气，观想普拉纳能量从各个方向聚集到林伽底部即基座处（或骨盆核心区）。

第六，转化性住气1—2秒。

第七，缓慢呼气。观想能量从林伽基座处沿着林伽（中脉）上升，打通中脉，抵达头顶顶轮处，紫色千瓣莲花在顶轮处盛开，能量和宇宙联结，感受宇宙的能量滋养全身。

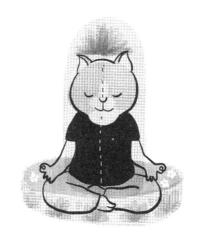

希瓦林伽调息法

作用：

林伽调息打通中脉，带来人的内在圆满，以及与宇宙万物的合一感。

提醒：

林伽调息能量强大，激活会阴（阴跷）、海底轮。修习者要努力学会将能量转化和提升。

第十二节　普拉那大爱调息法

普拉那是生命力，离开普拉那，我们就无法在世上生存。而爱是生命的意义之所在。爱不是抽象的，而是具体的。通过普拉那大爱的特别调息，进入一种圆融合一之境，超越二元对峙，直抵生命圆成。

方法：

第一，环境安静、洁净，室外或室内，可采用站式，或坐式或卧式。若站式或坐式，结苏磨手印；若卧式，采用仰卧，平躺，身心放松，两腿似环，脚心相对，脚跟紧贴会阴部，掌心向内，双手叠放在大腿根处。

第二，缓慢吸气。感受到外在遍在的普拉那能量汇聚到脐轮处，能量不仅随着鼻腔吸气进入，也通过皮肤、通过各个器官进入体内汇到脐轮处。

第三，住气。感受汇聚在脐轮处的普拉那能量弥散全身，滋养身体，带来活力，激活生命能量，消除一切身心不适。

第四，缓慢呼气。感受能量不仅滋养自己的身体，且作为一种爱的能量，随着每一次的呼气扩展到身体四周，再逐渐扩展到爱人、周围的动植物，扩展到群山、大江大河，进入宇宙，一切你看见的和你看不见的，一切低级的和高级的。每一次呼气，就扩大一个范围，让自身随着普拉那能量成为行动的爱、合一的爱。感受自身和宇宙共融。

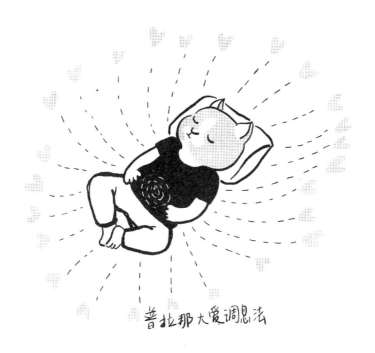

普拉那大爱调息法

作用：

普拉那大爱调息消除小我或私我，获得一种内在的自由感。有益于消除悲伤和消极情绪，疗愈因种种狭隘情绪所带来的诸多身心不适，带来慈悲和宽广，充满能量、活力，内在光明，促进更大更高的人生格局，因呈现一种内在的美，而现慈悲相。

提醒：

普拉那大爱调息中的融合，本身基于自身能量的强大。能量低落者，不可行此普拉那大爱调息。

吸气、住气和呼气时间不追求长和深。

第十三节　普拉那合一调息法

生命气就是普拉那能量。普拉那能量有宇宙层的，也有个体层的。个体层的能量和宇宙层的普拉那能量是相通的。普拉那合一调息，就是通过呼吸法把个体层的普拉那能量融入宇宙层的普拉那能量。这一核心行法也是哈达瑜伽行者的目标。

方法：

第一，环境安静、洁净，室外或室内，身心放松，面带微笑，保持内在愉悦。随自己喜欢或站式或坐式或卧式。

第二，有意识地让自身逐渐虚化、漂浮和空灵，观想身体不断膨胀、不断扩大。

第三，吸气。吸气要细、慢、长，感受身体随着吸气不断膨胀，大到天边，大到无限。感受宇宙层金光灿烂的普拉那能量完全充满身体，消除一切的不适和疾病。

第四，住气。感受身体充满整个宇宙，宇宙金光灿烂的普拉那能量与你的身心合一。住气时间可以从3秒，逐渐增加，可达10秒以上。

第五，呼气。呼气要缓慢。感受宇宙金光灿烂的普拉那能量逐渐变小成为一粒种子驻留在你的丹田（下腹）。

吸气、住气和呼气时间可以基于书中提到的1：4：2的方式。但也可以不考虑这样的比例，只是根据自身感觉，调理好它们之间的比例，无须硬性规定。以上，可持续练习5—15分钟。若时间允许，可做60分钟以上。

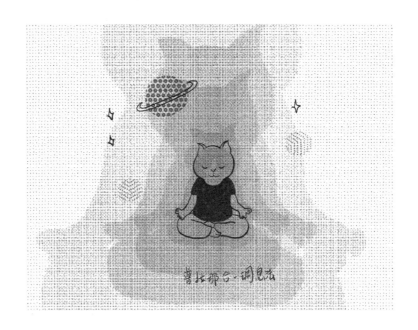

作用：

普拉那合一调息可接收宇宙普拉那能量，增强体质，和宇宙普拉那能量合一，达至天人合一之境。

提醒：

若采用卧式练习或者是在睡前习练，可能会在意念感知身体膨胀时心生惧怕。此时，不必惊慌，可淡化自身的膨胀感。若在调息过程中睡着，也没有关系。

彩蛋提醒：

读者朋友，当您已经读到这里时，相信您已在阅读中实践了不少的调息法。阅读的过程也是调息的过程。作为最后的彩蛋，我们再一次提醒：调息是一种自主控制能量的行为，涉及身体和宇宙最精微的能量。希望您有幸遇见合格的导师，在导师的指导下谨慎练习。

另外需要提醒的是，在调息中，有不少自主的意念观想或者感受。切记：本书介绍的自主调息，其中的意念观想或者感受并不是自我催眠。在意念观想或者身心感受中，要时刻保持自主意识的清醒。

参考文献

［1］李耀舟（阿周）：《呼吸：启动筋膜自愈的开关》，新北：柏乐出版有限公司，2020年。

［2］埃里克·富兰克林：《富兰克林盆底疗法》，庄仲华译，北京：北京科学技术出版社，2021年。

［3］艾扬格：《艾扬格调息之光》，付静译，海口：海南出版社，2015年。

［4］布朗蒂娜·卡莱-热尔曼：《呼吸运动全书》，刘菁译，北京：北京科学技术出版社，2021年。

［5］蔡璧名：《穴道导引》，台北：天下杂志股份有限公司，2016年。

［6］黄明达主编：《图解彭祖养生经》，北京：九州出版社，2010年。

［7］胡孚琛：《丹道法诀十二讲》，北京：社会科学文献出版社，2009年。

［8］凯思·雪伍：《生命之树：个人成长与能量疗愈》，王岩

译，北京：中国文联出版社，2015年。

　　［9］李承宪：《脑呼吸：轻松告别亚健康》，李海龙译，长春：吉林文史出版社，2009年。

　　［10］李瑾伯：《呼吸之间：李瑾伯谈静坐与修大道》，北京：华夏出版社，2016年。

　　［11］刘玮、邵莉主编：《呼吸系统》，上海：上海交通大学出版社，2012年。

　　［12］牛爱军：《呼吸的养生智慧》，北京：人民体育出版社，2020年。

　　［13］帕坦伽利：《〈瑜伽经〉直译精解》，王志成译注，成都：四川人民出版社，2019年。

　　［14］帕特克里·麦基翁：《学会呼吸》，李相哲、胡萍译，北京：中国友谊出版公司，2019年。

　　［15］斯瓦米·拉玛等：《调息：呼吸的科学》，黄诚勋译，台北：橡实文化出版，2018年。

　　［16］斯瓦米·萨特亚南达·萨拉斯瓦提：《体位法　调息法　契合法　收束法》，沙金、张议丹译，沈阳：东北大学出版社，2015年。

　　［17］斯瓦米·库瓦拉亚南达：《瑜伽呼吸控制法》（第2版），蔡孟梅译，北京：中国青年出版社，2020年。

　　［18］斯瓦特玛拉摩著，G.S.萨海、苏尼尔·夏尔马英译并注释：《哈达瑜伽之光》（增订版），王志成、灵海译，成都：四川人

民出版社，2018年。

　　［19］藤麻美子：《最高呼吸法》，陈朕疆译，新北：世茂出版有限公司，2019年。

　　［20］行益讲述：《天真的奥秘：〈黄帝内经〉实修入门》，北京：中医古籍出版社，2019年。

　　［21］维桑特·赖德：《阿育吠陀疗法》，缪静芬译，台北：橡实文化出版社，2017年。

　　［22］威廉·沃克·阿特金森：《呼吸的科学》，邱宏译，天津：天津人民出版社，2012年。

　　［23］王涛：《你的呼吸还好吗？——会呼吸才能不生病》，北京：中国人口出版社，2018年。

　　［24］王志成编著：《阿育吠陀瑜伽》，成都：四川人民出版社，2018年。

　　［25］王志成编著：《健康的身体 有趣的灵魂》，成都：四川人民出版社，2020年。

　　［26］王志成：《生命的管理：〈瑜伽经〉72讲》，成都：四川人民出版社，2021年。

　　［27］吴曦、周斌、田鹏解读：《气到病除：图解172种古法导引强身术》，重庆：重庆出版社，2010年。

　　［28］杨台基译著：《瑜伽秘要》，台北：启示出版社，2020年。

　　［29］柏忠言、张蕙兰编著：《瑜伽——气功与冥想》，北京：

人民体育出版社，1986年。

［30］David Frawley, *Soma in Yoga and Ayurveda*, Twin Lakes: Lotus Press, 2012.

［31］David Frawley, *Yoga and Ayurveda*, Twin Lakes: Lotus Press, 1999.

［32］Swami Kuvalayananda, *Pranayama*, Lonavla: Kaivalyadhama, 1966.

附录1:

体质简易测试

了解体质是实践阿育吠陀瑜伽调息的基础。下面的简易测试表可以帮助读者了解自己的基本体质。

		瓦塔（风型）	皮塔（火型）	卡法（水型）
1	体形	苗条	中等	偏大
2	体重	很难增重	适中	容易增重
3	脸色	偏暗	红润	偏白
4	皮肤纹理	偏干燥、偏凉	偏油性、偏热	湿润、偏凉
5	眼睛	偏小、转动快	大小适中、眼光锐利	偏大、润泽
6	头发	干燥	油性	油性、有光泽
7	双肩	窄小	适中	宽大、厚实
8	胸部	偏小	适中	发育好或丰满
9	双手	小、偏凉	大小适中、温暖、结实	厚、偏大、偏凉、润泽
10	鼻子	偏小	中等	偏大、挺直
11	嘴唇	偏薄	中	偏厚

续表

		瓦塔（风型）	皮塔（火型）	卡法（水型）
12	腹部	偏小	适中	偏大、容易大腹便便
13	臀部	修长	适中	偏大
14	双腿	偏细	中等	偏粗大、健壮
15	关节	易发声响、韧性差、易伤	韧性好	稳定、质密、润滑
16	消化不好时	嗳气、屁多	心烧灼感、反酸	身体感到滞重、水多
17	汗/味	少汗、凉、体味少	汗多、热、体味较大	适中、凉、常有体香
18	大便	量少、干、易便秘	量多、松软、容易腹泻	量适中、成型
19	小便	偏少、偏清	色偏浓	偏白、混浊
20	脉搏	细微，如蛇一样运动	适中，如青蛙一样跳跃	宽慢，如天鹅一样游动
21	活动	迅速、快速、易改变	适中、目的明确	缓慢、稳定、庄重、善于活动
22	力量	力量小、耐力差	适中、热耐受力差	耐力好
23	性欲	易变化、不稳定	中等、热烈	稳定，能充分享受性乐
24	睡眠	不足、易醒、容易失眠	适中、睡眠质量高	嗜睡、不容易醒来
25	记忆	学得快、忘得快	记忆好	学得慢，记忆力超好
26	行事	想法多，但容易放弃	做事严、要求高	一旦接受，一直坚持
27	脾气	热情、活泼、创造性	雄心、激情、动力	容易相处、给予、耐心
28	消极性	焦虑、神经紧张、恐惧	竞争、攻击、缺乏耐心	孤独、抑郁、嫉妒
29	语言	语速快	犀利，说话切中要害	慢、平缓
30	心	不安定、求新求变	进取、聪明	平静、缓慢
总分		风：	火：	水：

说明：以上简易体质测试表中总计30项。测试者可以根据自己的实际情况在每一栏中选择适合自己的体质指标，并记一分。最后分别得出瓦塔、皮塔和卡法各体质的总分。通常来说，某一栏如果达到20分以上，就是比较典型的单一体质。

附录2：
《瑜伽经》中的调息

调息是瑜伽八支中的重要一支。帕坦伽利的《瑜伽经》中直接涉及调息的经文如下。

2.49：掌握坐法后，通过呼气吸气进行停顿习练，这就是调息。

2.50：呼吸的停顿可以在外，或在内，或完全停止不动。可以根据地点、时间和呼吸的次数加以调节，所以停顿可长可短。

2.51：第四种调息是由专注于外部或内部对象而引起的呼吸停顿。

2.52：这样，内在光辉的遮蔽物就被除去了。

2.53：于是，心变得适合于专注。

——经文来源：《瑜伽经直译精解》（帕坦伽利著，王志成译著，四川人民出版社，2019年）

附录3：
《哈达瑜伽之光》中的调息

　　《哈达瑜伽之光》是最重要、最有影响力的哈达瑜伽经典。

　　这本书共分四章，包括体位法、调息法、身印、三摩地。有的版本还有第五章，即瑜伽治疗。毫无疑问，调息法在哈达瑜伽中具有重要的意义。《哈达瑜伽之光》中涉及调息的重要经文如下。

　　2.1：体位法稳固之后，瑜伽练习者已经控制了感官，饮食均衡有益，这时就应该按照古鲁指导的方法正确地练习调息法。

　　2.2：呼吸不稳，则心意不稳；呼吸稳定，则心意稳定。因此，瑜伽练习者要获得不动的心意，就应该要控制住呼吸。

　　2.3：只要身体还有呼吸，就还有生命。死亡只不过是呼吸离开了身体。因此，呼吸必须得到控制。

　　2.4：经脉充满杂质，呼吸就不能进入中脉。那么，如何才能使之进入中脉，如何才能达到温曼尼（三摩地）境界？

　　2.5：只有当所有充满杂质的经脉都得到净化，瑜伽练习者才能够获得控制生命气的能力。

2.6：之后，随着心意的净化，应该有规则地练习调息。如此，中脉中不纯也得到净化。

2.7：采用莲花坐，瑜伽习练者应通过左鼻腔吸气。然后，根据个人的能力屏住（吸进的）气，再经由右鼻腔呼气。

2.8：接着，右鼻腔缓慢地吸气，吸满胸腔，住气，之后，再经由左鼻腔缓慢地呼气。

2.9：用那呼气的一侧鼻腔吸气，尽力住气，直到再进一步住气就会对练习者造成压力的程度，之后，另一鼻腔呼气。呼气吸气等动作都要缓慢，绝不能快。

2.10：应该通过左鼻腔吸气，住气，再通过右鼻腔呼气。再通过右鼻腔吸气，住气，再经由左鼻腔呼气。如此进行左右鼻腔交替吸气呼气的练习，并逐渐增加练习，三个月或更长时间后，调息练习者的众经脉得到净化。

2.11：住气练习应该每天进行4次——早晨、中午、傍晚和午夜，逐渐地和缓慢地增加住气的轮数，直到达到每次练习80轮。

2.12：练习者取得成效，在最低阶段的标志是，练习者会出汗；中间阶段，练习者会（沿着脊柱）悸动；而在最高阶段，练习者会达至一种再没有什么需要进一步成就的状态。因此，呼吸应该得到控制。

2.13：要用练习中产生的汗水按摩身体。这会使身体获得力量，变得轻盈。

2.14：在练习初期，含有牛奶和酥油的食物是有益的。之后，当练习逐渐稳固时，就不需要遵守这一食物限制了。

2.15：正如驯服狮子、大象和老虎这样的野兽是缓慢地、逐渐地进行的一样，呼吸的练习也是如此，要缓慢或逐渐地进行。否则就可能伤害练习者自身。

2.16：正确的调息练习可以消除各种疾病，而不正确的调息练习则会引发所有的疾病。

2.17：由于气息失调，会产生各种各样的疾病，如打嗝、呼吸障碍、咳嗽、头痛、耳痛和眼痛。

2.18：正确地呼气，正确地吸气，正确地住气。这样，就应该获得瑜伽成就。

2.19：当经脉得到净化之时，练习者的外观肯定会出现某些标志，如身体苗条，面容发光。

2.20：经脉净化的一个结果是，练习者获得了个人所需的住气能力，胃火增加，听到内在的秘音，身体健康。

2.21：那些身体肥胖、体质多黏液的人，在练习经脉净化调息法之前，应该首先练习六种净化法。其他人则不要求做此类练习，因为他们的三种体液处于平衡状态。

2.39：创造之神梵天与诸神，也专心于调息的练习，克服了对死亡的恐惧。因此，我们应该练习与呼吸相关的练习，即调息法。

2.40：只要气息控制在体内，心意不受扰乱，凝视眉心，就没有对死亡的恐惧。

2.41：通过系统地控制呼吸，在经脉群得到净化之后，生命气就容易打开中脉之门，并贯穿中脉。

2.42：生命气流向中脉，必然导致心意稳定。这一心意稳定之态就是所谓的末那摩尼（三摩地）之境。

2.43：为了达到末那摩尼之境，通晓住气法技巧的练习者们练习各种各样的住气法。如此练习的结果是获得非凡的力量。

2.44：现在讲解各种住气法。

住气法有八种，分别是：太阳脉贯穿法（Surya Bhedan）、乌加依住气法（Ujjayi，喉式呼吸法，最胜住气法）、嘶声住气法（Sitkari）、清凉住气法（Sitali，冷气住气法）、风箱式住气法（Bhastrika）、嗡声住气法（Bhramari，黑蜂呼吸法）、眩晕住气法（Murchha）和漂浮住气法（Plavini）。

2.45：在受控的吸气之最后，做收颔收束法（扣胸锁印)。在受控的住气之最后，在开始受控的呼气之始，做收腹收束法（脐锁）。

2.46：借着会阴收束法、收颔收束法和收腹收束法，生命气进入中脉。

2.47：下行气往上提升，上行气从喉咙处往下下降。这样，瑜伽练习者就不会变老，而像16岁的青春男孩一样。

2.48—2.49：现在讲解太阳脉贯穿法。

采取舒服的瑜伽体位（最好是莲花坐）愉悦地坐着，然后通过右鼻腔缓缓地吸气，练习住气，感觉到气息抵达头发和指甲尖，之后，缓缓地从左鼻腔呼气。

2.50：这一最好的住气法叫作太阳脉贯穿法，它净化额窦，消除因瓦塔失衡引起的疾病和蠕虫病。应反复练习它。

2.51：现在讲解乌加依住气法（喉式呼吸法）。

闭上嘴巴，缓缓地通过双侧鼻腔吸气，吸气时带着声音，以至于可以感受到生命气运行在喉咙和心脏之间。

2.52：用（太阳脉贯穿住气法）所述方法住气，之后，左鼻腔呼气。此法可消除喉咙中的痰液，增加身体的胃火。

2.53：此法消除有关经脉的疾病、水肿以及与体液有关的疾病。无论走路还是坐着，都可以练习乌加依住气法。

2.54：现在讲解嘶声住气法。

口腔吸气并产生嘶声，然后，通过鼻腔呼气。练习此法，会成为爱神第二。

2.55：修习此法者，受到女瑜伽士们的敬重，获得创造或者毁灭的能力，不受饥饿、口渴、怠惰和睡眠的困扰，也绝不会无精打采。

2.56：（瑜伽士的）身体没有疾病，不受任何干扰。毫无疑问，练习此法，他会成为世上最好的瑜伽士。

2.57：现在讲解清凉住气法。

通过舌头吸气，如前述之法住气，然后，聪明的瑜伽士应该缓慢地通过双侧鼻腔呼气。

2.58：清凉住气法消除腺体扩张难题、与脾脏等有关的疾病，也防止发烧、胆汁失衡、饥饿、口渴，清除各种毒素。

2.59：现在讲解风箱式住气法。

把双脚脚底正确地放在双腿上。这个吉祥的体位被称为莲花坐。这一体位消除所有的罪恶。

2.60：正确地采用莲花坐，平衡颈部和腹部，智者应闭上嘴巴并努力通过双侧鼻腔呼气。

2.61：以此方法发出声音，以至心脏、喉咙直到头盖骨都有气息触感。然后，迅速地吸气，直到心轮有气息触感。

2.62：依据指导再一次呼气，随后反复吸气、呼气，如同铁匠快速拉动风箱。同样，智者将移动气息并把它驻留在自己的体内。

2.63：（练习过程中）当身体确实感到疲劳时，用右鼻腔吸气。

2.64：用这样的方法吸气，直到气息充满胸腔时，立即坚定地不使用中指和食指而关闭双侧鼻腔。系统地住气后，通过左侧鼻腔呼气。

2.65：此法消除瓦塔、皮塔和卡法的失衡以及因此引起的疾病，增加体内胃火。

2.66：此法立即唤醒了昆达里尼，使得气息释放快乐，给予幸福，消除积累在中脉入口处的卡法等障碍。

2.67：它正确地打开了沿着身体中脉路径上升的三大结点，因此，要特别小心地练习这一风箱式住气法。

2.68：现在讲解嗡声住气法。

模仿雄黄蜂的声音，大声地吸气；慢慢地呼气，发出一种雌黄蜂般低沉的嗡声。用这样的方法来练习，最好的瑜伽士心中会产生一种特别喜乐的经验。

2.69：现在讲解眩晕住气法。

吸气结束时，非常坚决地采用并维持收颌收束法，然后，缓缓地呼气。这就是所谓眩晕住气法。这种住气法通过使心意失去觉知而得到快乐。

2.70：现在讲解漂浮住气法。

自由地把气息吸进腹部并充满腹部。即使在很深的水中，瑜伽士也会像莲叶般快乐地漂浮着。

2.71：调息法有三个过程：呼气（受控的呼气）、吸气（受控的吸气）和住气（受控的住气）。住气法又有两种：联结式住气法和自发式住气法。在调息中获得自发式住气状态之前，应该练习联结式住气法。

2.72：现在讲解联结式住气法。

联结式住气法是一种与呼气、吸气一起进行的住气法。

现在讲解自发式住气法。

若无须呼气和吸气就可以毫不费力地住气，这种调息法就是自发式住气法。

2.73：成就了无须呼气和吸气的自发式住气的瑜伽士，可以获得三界中的任何事物。

2.74：能够通过自发式住气法控制气息的练习者，只要他愿意，他就会进入三摩地境界，这是毋庸置疑的。

2.75：通过住气，会唤醒昆达里尼；昆达里尼醒了，中脉也会得到净化。因此，练习者就成就了哈达瑜伽。

2.76：没有胜王瑜伽，就不能成就哈达瑜伽；没有哈达瑜伽，就不能成就胜王瑜伽。因此，应该练习这两种瑜伽，直至臻达目标。

2.77：在通过住气法屏住气息的最后，心意再无所依。凭借这一练习，可臻达最高的瑜伽状态。

2.78：成就哈达瑜伽的特征是：身体细长，面容发光，内在声音清晰，眼清目明，身体健康，左脉渗出的甘露得到控制，胃火增加，经脉纯净。

——经文来源：《哈达瑜伽之光》（斯瓦特玛拉摩著，G. S. 萨海、苏尼尔·夏尔马英译并注释，王志成、灵海译，四川人民出版社，2018年）

附录4：
王志成教授瑜伽类作品

著述类：

1.《瑜伽的力量》

2.《瑜伽之海》

3.《喜乐瑜伽》

4.《阿育吠陀瑜伽》

5.《瑜伽是一场冒险》

6.《健康的身体 有趣的灵魂》

7.《生命的管理——〈瑜伽经〉72讲》

8.《调息法70种》

翻译并释论类：

1.《智慧瑜伽》

2.《分辨宝鬘》

3.《瑜伽喜乐之光》

4.《直抵瑜伽圣境》

5.《〈瑜伽经〉直译精解》

6.《智慧瑜伽之光——商羯罗的〈分辨宝鬘〉》

翻译类：

1.《爱的瑜伽》（四川人民出版社最初版书名为《虔信瑜伽》）

2.《瑜伽之路》

3.《吠陀智慧》

4.《九种奥义书》（商务印书馆再版书名改为《奥义书》）

5.《冥想的力量》

6.《哈达瑜伽之光》

7.《薄伽梵歌》（注释本）

8.《至上瑜伽：瓦希斯塔瑜伽》

9.《室利·罗摩克里希那言行录》

10.《瑜伽经》（四川人民出版社最初版本书名为《现在开始讲解瑜伽》，商务印书馆再版书名改为《帕坦伽利〈瑜伽经〉及其权威阐释》）

后 记

我从事瑜伽经典的翻译、著述和瑜伽修行已经多年。在过去一些年中，我有意识地把大量的时间投入瑜伽典籍的翻译、注释和论述中，从事"瑜伽文库""瑜伽哲学经典丛书"的主编工作，至今已经出版了二十二部作品，目的只有一个，即让我国瑜伽界有更系统的瑜伽典籍，并以此逐渐提升瑜伽文化，促进瑜伽中国化。

就自身而言，刚开始关注的是瑜伽哲学、吠檀多哲学等偏重哲学智慧的领域，而较少涉及当下流行的瑜伽体位法。因为，在我看来，瑜伽首先是作为一种智慧的哲学而存在，是古印度六派哲学之一种。但现实情况并不是这样，人们更多参与的是瑜伽的体位练习，以及常见的瑜伽调息。

我逐渐开始把重点转移到哈达瑜伽所主要关注的体位和调息上。这期间我发现流行的哈达瑜伽有些不完美的地方，就是哈达瑜伽相对缺乏对个体体质差异性的认识和关注。认识到这一点，是因为我在关注身体健康的过程中特别关注了阿育吠陀系统。阿育吠陀是古印度的自然医学系统，类似于我国的中医。在弗劳利和拉德（Vasant Lad, 也译为赖德）等人启发下，我开始尝试把阿育吠陀和瑜伽结合起来，最终编撰了几本书，包括《阿育吠陀瑜伽》《健康的身体 有趣的灵魂》等，试图为当代我国流行的哈达瑜伽注入新东西。《阿育吠陀瑜伽》是一部综合的著作，提供了阿育吠陀瑜伽的整体论述。《健康的身体 有趣的灵魂》则是瑜伽教学系统化的教材，读者从目录中就可以知道它的实用性和可操作性。

同时，我们也开启了阿育吠陀瑜伽系统的教学和培训。经过多年实践，大家都感到，和一般流行的哈达瑜伽相比，阿育吠陀瑜伽具有明显的优点。当然，我们也知道，阿育吠陀瑜伽并不否定任何一种哈达瑜伽流派，而是成全了各种形式的哈达瑜伽。不同流派的哈达瑜伽学习者都可习练阿育吠陀瑜伽，同时无须放弃原来学习或教学的哈达瑜伽形式。通过学习阿育吠陀瑜伽，可将阿育吠陀的精华运用于他们各自的哈达瑜伽中，并且这种运用并没有什么特别的难度。当然，如果没有学过其他特定流派的哈达瑜伽，你也可以直接学习并进入阿育吠陀瑜伽体系中。

在这两本书之前，还有一部预备性著作，即《瑜伽是一场冒险》。同期还修订了《哈达瑜伽之光》，增加了第五章即"瑜伽治疗"。通过进一步研究，读者也会发现《哈达瑜伽之光》本身也是将阿育吠陀和瑜伽结合的著作。鉴于此，诸君也可把上述四本书视为一个有机整体来看待。

《阿育吠陀瑜伽》对不少瑜伽主题做了研究和探讨。诸君面前的这部《调息法70种》，是阿育吠陀瑜伽有关调息篇的扩展和延伸，是就调息这一重要瑜伽主题更进一步的深化和实践性操作的扩展。

调息法对我们的身心健康实在重要。《调息法70种》收集并综合了我所能了解到的多种调息法。其中，不少调息法也有多种习练方式或不同程度的练习阶梯，实际调息法会远不止70种。诸君可根据需要，选择适合自身体质或当下身体状况的调息法。需要说明的是，书中涉及若干梵文单词，基于简化需要，我们省去了发音符。

在撰写本书过程中，我得到了很多好友的支持和鼓励。特别要提到的是苏磨教育的菊三宝、刘韦彤、施红、爱琳、章梦萍等同道。也感谢朱彩红、闻中、王东旭、Lisa、曹政、周昀洛、白晓、陈俏娥的支持。感谢灵海博士在繁忙的工作中依然抽出时间、付出心血对书稿提出诸多修改意见。感谢乌小鱼为此书所做的努力，她为全书提供了精美的插图，供参考，让诸君可以看得更轻松，学得更喜乐。另外，书中有一苏磨手印，由陆圆圆提供，这一手印图原来出现在《阿育吠陀瑜伽》和《健康的身体　有趣的灵魂》中，在此致谢。还要特别感谢合作多年的何朝霞编辑对本书的重视，她一如既往秉承推进瑜伽中国化的信念，第一时间完成编辑工作，让诸君可以在第一时间看到这部实用性极强的瑜伽操作性作品。

最后，感谢无数关心本书写作和出版的广大读者，感谢那位既内在又外在的至高者的祝福。

王志成

2022年3月25日

浙江大学，杭州

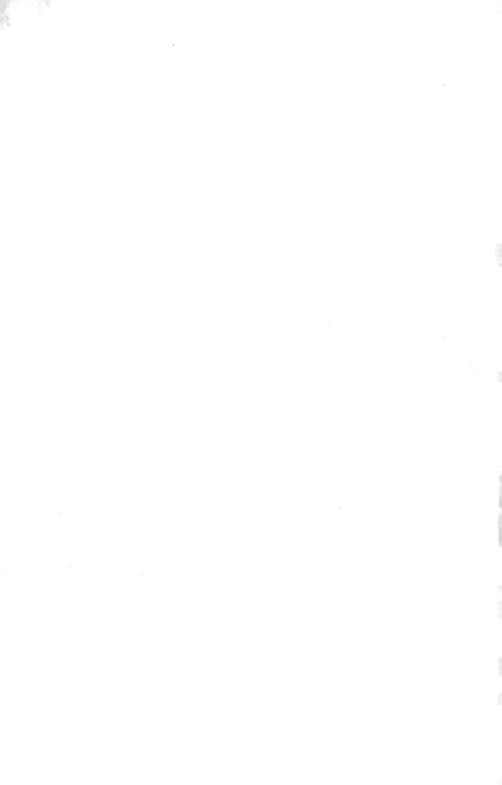